21世紀の健康戦略シリーズ7

ヘルスリテラシーとは何か？
～21世紀のグローバル・チャレンジ～

ドン・ナットビーム／イローナ・キックブッシュ［著］
Don Nutbeam & Ilona Kickbusch
島内憲夫［編訳］
大久保菜穂子・鈴木美奈子［訳］

垣内出版

はしがき

　本書は、WHOのヘルスプロモーションの概念と価値を世界に広めるために献身的な努力をしてこられたドン・ナットビーム博士とイローナ・キックブッシュ博士の「ヘルスリテラシー」への論考の翻訳である。

　ドン・ナットビーム博士の論文の翻訳は、鈴木美奈子先生（順天堂大学スポーツ健康科学部健康学科助教）に、イローナ・キックブッシュ博士の論文の翻訳は、大久保菜穂子先生（順天堂大学スポーツ健康科学部健康学科准教授）にお願いした。二人共、新進気鋭の研究者であり、元同僚である。

　「ヘルスリテラシーとは何か？」この問いは、古くて新しい問いである。ヘルスリテラシーは、「健康や医療に関する情報を入手し、理解し、評価し、活用する力」である。

　また、ヘルスリテラシーは、人々の誕生と共に芽生え、成長の中で、育まれていくのである。このプロセスを我々は「ヘルスリテラシーの社会化」と呼ぶこととする。このプロセスの中で形成されるヘルスリテラシーを①Life-long Approach（生涯にわたる健康課題と学習方法）と②Settings Approach（生活の場での課題と学習方法）の総合化によって、明らかにすることが課題である。

　我々は、ヘルスリテラシーのレベルをドン・ナットビームに従って、3つのレベル、すなわち①機能的ヘルスリテラシー、②相互作用的ヘルスリテラシー、そして③批判的ヘルスリテラシーのレベルに分けて理解することとした。

　最終的に、ヘルスリテラシーの質に関わるものとして、特に「ヘルスリテラシーを高める健康教育的支援方法」について考察したいと考えている。

　我々の考えている"ヘルスリテラシーのある人"とは、「ヘルスプロモーション活動をみんなでシェアし、コミュニティや社会の健康問題の解決や健康づ

くりに積極的に取り組む人（実践家）である。」ことを述べておきたい。

　そして、本書を手にされた方々が、「ヘルスリテラシー」に興味・関心を持ち、日本の津々浦々で「ヘルスリテラシー」向上へのムーブメントを起こすことによって、人々の間の「ヘルスリテラシー格差」が是正され、すべての人々が健康で幸せな生活・人生を送れる第一歩を築くことができれば望外の幸せである。

　最後に、21世紀の健康戦略シリーズ6『ヘルスプロモーションWHO：バンコク憲章』に次いで、21世紀の健康戦略シリーズ7『ヘルスリテラシーとは何か？〜21世紀のグローバル・チャレンジ〜』の出版にこぎ着けることができたのは、垣内出版社長の峯達朗氏と峯亜矢氏の献身的なご支援のお陰である。末尾ながら、お二人に心より感謝申し上げる。

平成29年6月1日
翻訳者代表　島内憲夫
本郷・御茶ノ水キャンパス　順天堂大学国際教養学部にて

目　次

はしがき　島内憲夫 …………………………………………………………………… *3*

第1章
ヘルスリテラシーの概要と戦略

序●ヘルスリテラシーの展望 ……………………………………………………… *8*
　　Don Nutbeam & Ilona Kickbusch　訳：島内憲夫
1●ヘルスリテラシーの応用：21世紀のグローバル・チャレンジ …………… *12*
　　Don Nutbeam & Ilona Kickbusch　訳：島内憲夫
2●公衆衛生の目標としてのヘルスリテラシー：
　　21世紀への現代的健康教育とコミュニケーション戦略の挑戦 …………… *15*
　　Don Nutbeam　訳：鈴木美奈子
3●ヘルスリテラシー：健康と教育の区別に取り組む ………………………… *32*
　　Ilona Kickbusch　訳：大久保菜穂子

第2章
ヘルスリテラシーとは何か？ ―その理解を深めるために―
　　島内憲夫・大久保菜穂子・鈴木美奈子

1●ヘルスリテラシーの定義 ……………………………………………………… *54*

2 ●ヘルスリテラシーの形成過程と形成要因 ……………………………55
　（1）ヘルスリテラシーの形成過程 ……………………………………55
　（2）ヘルスリテラシーの形成要因 ……………………………………55
　（3）ヘルスリテラシーの社会化の担い手 ……………………………56
3 ●ヘルスリテラシーの評価 ………………………………………………58
　（1）ヘルスリテラシーのアウトカム …………………………………59
　（2）ヘルスリテラシーのレベル ………………………………………60
　（3）ヘルスリテラシーの改善 …………………………………………62
4 ●ヘルスリテラシーを高める健康教育的支援方法 ……………………68
　（1）教育の捉え方 ………………………………………………………68
　（2）健康教育のねらい …………………………………………………69
　（3）ヘルスリテラシーを高める健康教育的支援方法 ………………71
5 ●おわりに …………………………………………………………………73

あとがき　大久保菜穂子・鈴木美奈子………………………………………76

付論●健康と幸福のルネサンス―未来社会へのメッセージ―　島内憲夫……………83

第 1 章

ヘルスリテラシーの概要と戦略

序
ヘルスリテラシーの展望

Don Nutbeam & Ilona Kickbusch

　20世紀を通して、教育は社会的動員キャンペーンで使用されて、広範囲なものになってきた。これは、発展途上国と開発国の両国で観察されている。この期間、健康教育は異なる社会において健康づくりと病気予防の組織的な努力の部分として発展した。

　初めのうちは、これらの健康教育キャンペーンは、健康の専門家から一般市民へ健康情報を伝達することを目的とした支配的でトップダウン的な戦略を採用した。これら健康教育プログラムの大半のトップダウン的アプローチに加えて、それらの多くは個人とコミュニティーの社会的・経済的事情を考慮に入れなかったのである。この基礎的なモデルは、特に発展途上国において生き残っていたが、健康教育キャンペーンは、年月を経て、内容と範囲は拡大され、そして洗練されてきた。

　このように、ヘルスリテラシーは、リテラシーと異なる枠組みとして今は幅広く理解されている。けれども、ヘルスリテラシーは、30年以上に渡りヘルスプロモーションの論文で使われ続けている。用語は、初めのうちは、制限された定義によって悩まされた。それは、医者―患者関係からの個人の利益につながる情報の伝達や十分で基礎的なヘルスリテラシーのスキルの獲得のような狭い理解であったからである。これらのスキルは、健康パンフレット、処方箋、予約カード、医療レベルなどを読み、理解するといった個人の能力を含んでいる。

　上述した伝統的・基礎的・機能的なヘルスリテラシーは、相互的・コミュニ

ケーション的なヘルスリテラシーと批判的ヘルスリテラシーを含んだものに拡大してきている。相互的ヘルスリテラシーは、社会的スキルと同じような認識とリテラシーのスキルが、個人が情報を抽出したり、異なる形態のコミュニケーションに意味を見い出したり、変化する環境にこの新しい情報を応用したりすることを可能にすると記述している。批判的ヘルスリテラシーは、より応用的な認識スキルに差し向ける。すなわち、社会的スキルと同じだが、受け取った情報を批判的に分析し、コントロール不可能な大きなライフイベントや状況をあらわにする時に、この情報を活用するといったことに応用することができる。これらのサブグループの各々（相互的ヘルスリテラシーと批判的ヘルスリテラシー）は、健康情報を受け取った個人やグループをエンパワーするための潜在的で有効な道具としてヘルスリテラシーを理解するための密接なステップを意味している。したがって、このモデルの中で、ヘルスリテラシーはヘルスプロモーションの目標であり結果であり、エンパワメントのプロセスの統合された構成要素であるように思われる。

　この幅広い理解は、WHOのヘルスリテラシーの定義の中に取り入れられている。

　ヘルスリテラシーは、良い健康を促進したり維持したりする仕方の情報にアクセスしたり、理解したり、そして使用するための認知的・社会的スキルを表している。

　初期の健康教育キャンペーンは、意図的な目標に関する限定された結果を記録していた。多くの健康教育キャンペーンは、伝統的なメディアを通して伝えられていた。そして、社会の中の高学歴で経済的な利益のあるメンバーの中で好まれていた。初めのうちは、これらの結果は、これらのグループの人々は、メディアにより良いアクセスをし、より生産的な方法に関する情報を受け取り活用することのできるより洗練された社会的スキルをもっている、と考えられていた。しかしながら、そのような単純な説明はたいへん不十分であることが知られている。

これらの要因の幅広い理解の結果、健康の社会的・経済的な決定要因への十分な取り組みを試みることによって、ヘルスプロモーションに関するオタワ憲章や関連した文書で大事にされたいくつかの原理を導いたのである。すべてのレベルで健康を促進する努力を継続することを明らかにする一つの基本的な事実は、個人とコミュニティーの大きくコントロール不可能な健康の決定要因を確認でき、修正できるための能力を高めるために必要である。

　公衆衛生の実践家は、個人とコミュニティーをエンパワーするために必要な支援的なメカニズムに関するより良い見識を得ることに取り組み始めた。それは、過去のトップダウンの健康教育が余りにも単純で、不十分であることが明らかになってきたからである。すなわち、健康の決定要因へのヘルスプロモーション介入とそのような介入の結果の範囲との関連性を説明するモデルの開発が必要となってきた。この観点から、ヘルスリテラシーは、現在は構成要素として、また結果の範囲を説明するものとして、ヘルスプロモーションの幅広い文脈としての健康教育やコミュニケーション戦略として、より幅広く理解されている。

　この論文集は、このテーマに関するいくつかの主要な考えを明確に述べた初期の努力の一つである。ヘルスリテラシーに関する幅広い諸問題に取り組んでいる。Don Nutbeam が、ヘルスリテラシーの定義の拡大を導いた歴史的な背景を簡潔に明らかにしている。Ilona Kickbusch の章では、教育や健康の分類について進行している討議に関するユニークなヘルスリテラシーの局面を探求している。そして、いくつかの社会における一般的なリテラシーとヘルスリテラシーとの間にみられる反直観的なパラドックスを暴露している。このパラドックスは、特にアフリカにおける現在の HIV/AIDS の流行を論証している。そこでは、学校の先生が、コミュニティーの他の人々と比較して一般的なリテラシーがすぐれているにも関わらず、伝染病に気を配っていない。それは、未来の国における集団の健康の一つの基準としてヘルスリテラシーをみると言ったようなさらなる指標の開発を暗示している。

期待されたレベルのヘルスリテラシーの成果が、集団内で継続的に静かに広まるという大きな挑戦の一つは、国や地球レベルのコミュニティー内で、よりたくさんの情報を組み立て普及させるという課題である。

　個人的に、これらの論文は、ヘルスリテラシーの定義や概念の有効性について出てきた討議に対して、まったく異なった見識やユニークな貢献を提供している。この論文集は、ヘルスリテラシーの総合的な紹介を備えている。一緒に手に入れることによって、我々の努力を教育とコミュニケーションを通して、個人とコミュニティーの健康を改善するための新しい方向に向かわせることを申し出ているのである。

（訳：島内憲夫）

【Introdudtion,
Health Promotion International Perspectives on Health Literacy
Editors Don Nutbeam Ilona Kickbusch Susan Renkert, 5-6. 2000.
ⒸNutbeam, D.& Kickbusch, I】

1
ヘルスリテラシーの応用：
21世紀のグローバル・チャレンジ

Don Nutbeam & Ilona Kickbusch

　最近のアメリカの国家の健康目標（ヘルシー・ピープル2010）は、初期の目的であったヘルスリテラシーの改善に置かれている。この目的は、報告の中のヘルスコミュニケーションに関する新しい章でもっぱら扱われている。

　この目的は、人々の不十分で、不確かなヘルスリテラシー・スキルを改善する、大変一般的なものである。そしてそれは、この目的に関する、進行状況の監視に利用できるヘルスリテラシーの確立された測定方法がないことに基づいて、"改善"目的として提案された。（健康と人間部局、2000）

　政府がヘルスリテラシーの改善を目標にしたのは、初めてではない。例えば、1993年のオーストラリア政府の"2000年とそれ以降のオーストラリアの政府目標"には、ヘルスプロモーションの3つの目標を勧告している。人々の一般的な言語スキルとリテラシーレベルの改善に関わること、人々が健康になるための情報を選択できるための知識とヘルスリテラシーを改善することと、人々が人々の健康に影響を及ぼす環境の変化をもたらすような活動役割を演じるための知識とヘルスリテラシーを改善すること、であった。（Nutbeam et. al, 1993）

　最近、イギリスの公衆衛生政策"命の救済：健康な国家"は、健康の社会的決定要因の範囲と不平等との関係を確認した。この報告は、教育歴、リテラシーと健康が関係していることを明確にした。

　健康の不平等が根底に深く横たわっている間は、我々は、不平等を避けられ

ないものだと受け入れることを拒否しなければならない。さらに言えば、そのような深い根底にあるのは、命に関わる問題なのである。リテラシーは、ライフスキルの基礎の一つであり、女性のエンパワメントのために特に重要である。それはまた、世代間の影響を示している。教育を受けた女性は、家族により良いケアをしているし、教育された母の女子は、いくつかの社会指標においてより良いことをしている。女性のためのリテラシー・プログラムは、健康のような他の社会的な目的のためのリテラシー・スキルの開発と組み合わさっている。高い成功割合、投資に関する私的な社会的な反応などを示している。

このような証拠と支持があるにもかかわらず、ヘルスリテラシーは、一般的に政治的、地域的な牽引力を見つけるのに失敗している。ヘルスリテラシーを応用するための確実な活動を、国際的な世界銀行報告、あるいはオーストラリアのような国々での詳細な報告で、観察することは難しい。これらの挑戦への反応は、ヘルスリテラシーの概念を定義し、プログラムに従った実際の基礎的な測定が難しいので、脇に置かれている。それに加えて、それらが、ヘルス・マスコミュニケーション・キャンペーンとして狭く考える傾向が見られた。

社会的、経済的な不平等（格差）は、国家や国家間での健康の不平等（格差）を増大させる大きな緊急課題である。新しいグローバルな病気の脅威は、医学的方法に取り組むだけでなく、支援を導く戦略によって、補完されなければならない。そのような戦略は、開発の中心的な要素である教育、健康そして女性のエンパワメント要因に焦点を置くことになる。Health for Allを究極目標とするWHOによって、導かれた健康に関する組織的な努力は、最終的に、Education for Allを導いたUNESCOの教育組織と協力する必要が生ずるだろう。

進歩は、政治的、技術的な範囲に依存する。このパートは、ヘルスリテラシーのより良い定義と測定の必要性、そしてヘルスリテラシーの応用による活動の効果の実際的な事例からの証拠を改善するだろう。この問題を始めることで、Health Promotion Internationalは、この挑戦に直面している論説をシリーズとして出版する。これらの論文は、ヘルスリテラシー概念の理解、定義と測定に

関係する考慮、特殊な人々のヘルスリテラシーの実際的な例を準備するであろう。それらは、ヘルスリテラシーの異なる見方を試みた発展途上国、先進国における論文、そして異なる国のために実際に適応できる概念、を含んでいる。それらは、概念、定義、および測定の諸問題へ対処し（Nutbeam, 2000）、そして住血吸虫病のコントロールの問題に対処している中国での概念への応用を考慮する。シリーズの他の論文は、患者、両親、学童期の子供のためのヘルスリテラシーの開発を試みることや下痢やHIV/AIDSなどの異なる問題を強調する概念を考慮することであろう。

　シリーズの出版を通して、我々はこの概念が政治的な牽引力を生むこと、そしてすべての国で健康、経済的、社会的な開発の中心的なものとなることを望んでいる。たくさんの成功物語が作られている。我々は、Health Promotion Internationalの新しい主導権が、健康の重要な決定要因を強調する本質的で持続的な活動のための必要な推進力を生み出すだろうことを期待している。

（訳：島内憲夫）

【Advancing health literacy : a global challenge for the 21st century
Health Promotion International Perspectives on Health Literacy
Editors Don Nutbeam Ilona Kickbusch Susan Renkert, 7-8. 2000.
ⓒNutbeam, D.& Kickbusch, I】

2
公衆衛生の目標としてのヘルスリテラシー：
21世紀への現代的健康教育と
コミュニケーション戦略の挑戦

Don Nutbeam

要約

　ヘルスリテラシーは、ヘルスプロモーションの中では比較的新しい概念である。健康教育とコミュニケーション活動に対する結果の範囲を記述する合成用語（造語）である。この展望から、健康教育はヘルスリテラシーの改善を導いている。この論文は、健康の社会経済的要因を強調する過去の教育的なプログラムの欠点を明らかにし、現代のヘルスプロモーションにおける健康教育の役割に関して次の（今後の）調整を描いている。これらの受容された欠点は、健康の社会的決定要因を強調する健康教育の潜在的な役割を過少評価するかもしれない。

　"ヘルス・アウトカム・モデル"というものがある。このモデルは、健康教育の主要な概念としてヘルスリテラシーを強調している。ヘルスリテラシー概念の検討から、機能的ヘルスリテラシー、相互作用的ヘルスリテラシーそして批判的ヘルスリテラシーの区別を明らかにしている。この分析を通して、ヘルスリテラシーの改善は、より多くの情報を伝えることを意味し、そしてパンフレットを読むことのできるスキルを開発し、より健康になる約束を取り付けることを可能とする。人々の健康情報へのアクセス、そしてそれを効果的に使う能力を改善することによって、改善されたヘルスリテラシーが、エンパワメントに対して重要かどうかを議論している。さらにまた、現代的な健康教育とコ

ミュニケーションの内容と方法との関連性が考慮されている。強調点は、健康教育の政治的な内容と同様に、一層の個人のコミュニケーション型、コミュニティ・ベースの教育的な活動、人々が構造的障害を乗り越えるためのより良い素養を身につけることに焦点が置かれている。

序

　ヘルスリテラシーは、ヘルスプロモーションの中では比較的新しい概念である。この論文では、ヘルスリテラシーは、健康教育とコミュニケーション活動の結果の範囲を表す合成用語として扱われている。この展望から、健康教育はヘルスリテラシーの改善に向けられている。この論文は、ヘルスリテラシーの定義と有用性についてより詳細に明らかにする前に、現代のヘルスプロモーションにおける健康教育の位置を探求する。そうすることによって、ヘルスプロモーションと病気予防における健康教育とコミュニケーションの役割に再度関心を取り戻すこと、現代の健康教育戦略を洗練されたものに改善するよう促すことを試みている。

健康教育と現代のヘルスプロモーション

　教育は、今世紀を通してヘルスプロモーションと病気の予防の活動のための必須の構成要素である。母子の健康づくり、感染性疾患の予防、予防接種、そして他の予防のためのヘルスサービスのキャンペーンには長い歴史がある。発展途上国において、これらの目標に向かっての健康教育は、ヘルスプロモーションと病気予防の基礎的なツール（道具）としてあり続けている。
　先進国では、1960年代・1970年の早い時期に、ヘルスキャンペーンは、非感染疾患を予防するために健康なライフスタイルを促進する方向へと導かれた。これらの初期のキャンペーンは情報の伝達を強調するものであり、コミュニケーションと行動変容との関係を単純に理解するものであった。時間を超えて、キャンペーンが情報伝達に焦点が置かれており、個人の社会経済的な説明

に失敗したことで、健康行動に影響を与える結果を達成できなかったことが明らかになった。1970年代に明らかにされた多くの健康教育プログラムは、コミュニティにおける教育的・経済的に裕福な人々にとって効果的であったことが分かっている。これらのグループは、高い教育とリテラシー、個人技術、そして伝統的なメディアを通して、コミュニケートされたヘルスメッセージ（伝達事項）を受け取り、反応するための経済的な手段を持っていた。

　病気予防のためのツール（道具）として、健康教育は1980年代において一層洗練され、理論的に形作られた介入によってかなり強化されている。これらのプログラムは、行動変容決定の社会的文脈に焦点があり、人々がポジティブな健康行動を選択するために必要な個人的・社会的なスキルを支援することに焦点があった。この種のプログラムは、10代の薬物乱用を予防するための学校を基礎とした健康教育プログラムの先駆けであった。その後、他のセッティング（場）に応用されている（Glanz et al, 1997）。

　行動変容のいくつかの理論は、教育的プログラムを誘導するためにこの時期に開発された。その例には、AzjenとFishbeinの計画的行動理論、Banduraの社会的学習理論が含まれている。（AzjenとFishbein、1980、Bandura、1986）これらの理論は、健康知識、信念と受容された規範との間の複雑な関係を明らかにし、説明することを支援していた。そして、与えられた環境の中で行動変容を促進するための教育的プログラムの内容に関する実際の手引き・ガイダンスを備えていた。

　同じ時期に、ソーシャル・マーケティングが、人々の社会規範と行動に影響を与える技術として発展した。（Anderson, 1995）ソーシャル・マーケティングにより、諸問題の解決とプログラムの開発、特に情報コミュニケーションに関しての創造的なアプローチが奨励された。結果的に、健康教育プログラムは、幅広い層の人々へ届き、受け入れられ、教養として発展してきた。

　このような進歩にも関わらず、本来的に信頼されたコミュニケーションと教育に関する介入の多くは、行動変容に関して、重要で持続可能な結果の達成に

失敗した。社会における異なる社会的・経済的集団の間での健康状態のギャップを無くすことに関しては、小さなインパクトでしかなかった。

健康の社会的決定要因に取り組むこと

　19世紀における公衆衛生活動は、産業革命の間に人々に課せられた生活と労働状態の破壊的な影響に、対処するための要求から生じていた。それゆえ、公衆衛生活動の初期の焦点は、人々の健康を決定する社会的・環境的要因であったが、20世紀には、個人の危険な行動を修正する方向にシフトされている。

　しかしながら、最近の健康の疫学分析は、ほとんどの先進国の人々の病気や障害は、社会的、経済的そして環境的要因により、病気のリスクの増加と病気からの不利益を決定することを裏付けた。(Townsend et al. 1988, Harris et al, 1999)

　健康状態は、個人の性格や行動様式によって影響を受けるが、個人と集団を取り巻く異なる社会的、経済的そして環境的状況によって影響を受ける。これらの社会的要因と健康との関係は、観察は簡単であるが、理解は難しく、その活動は容易ではない。結果的に、近頃は個人の行動よりも、公衆衛生的な介入の基礎に関心が薄くなっている。

　人々の健康への効果として、20世紀後半に先進国で経済的、社会的そして環境的政策が登場し、よりよい理解を得ると共に、健康の決定要因に影響する活動をしている公衆衛生実践家の中での関心が再燃した。この再燃は、オタワ憲章（WHO, 1986）を通じて反映され、最近のジャカルタ宣言（WHO, 1997）によってより確認された。憲章によって、ヘルスプロモーションは、人々の健康の決定要因を緩和しコントロールすることに向けられた公衆衛生活動として理解された。これは、個人の行動だけでなく、行動に直接的に影響する公的政策、生活や仕事、そして健康への影響のないものも含まれている。

　公衆衛生活動への一層洗練されたアプローチは、あまりにも単純な介入の不適切さについての証拠を積み重ねることによって強化されている。たばこを吸

わないことの利益を人々に伝えることの具体的な事例を得たが、健康的なライフスタイルを強化し、持続させるための幅広い測定方法の欠如によって失敗している。より良い総合的なアプローチが、ライフスタイルの選択に影響する社会的・環境的に確かな知識を要求しているし、人々に寄り添い伝えるといった影響を強調している。このように、タバコのコントロールに対してより総合的なアプローチが、世界中で採用されている。タバコを吸うことによる健康被害を寄り添って伝える努力、誘惑を制限したり、値段を高くしたり、アクセスの制限（まれではあるが）によって供給を減少させたり、環境的な禁止によって社会的に受容できないようにすることである。このようなより良い総合的なアプローチは、個人の行動に取り組むだけでなく、その行動を決定する環境的な決定要因にも取り組むのである。

　現在は、タバコのコントロール、障がいの予防、ドラッグ使用の予防、健康格差を是正する挑戦といった、特別な公衆衛生問題に取り組んだ経験から、教育だけでは、大きな公衆衛生目標を達成することが一般的に不十分であると理解されている。

　過去の教育プログラムの失敗から、オタワ憲章によって新しい公衆衛生のツールとしての健康教育の役割が多少控えめに扱われた。健康教育は、病気のリスク・ファクターについての個人の知識や信念の改善にのみ貢献するものとして、そしてそれらのリスク・ファクターに関係した行動変容に取り組むといった制限された役割として、たいてい見なされていた。これは、現代の公衆衛生の介入におけるすべての範囲を支援するツールとして、健康教育のポテンシャルを獲得することに完全に失敗している。その失敗は、健康の決定要因のありふれた分析と不適切なアウトカムの測定を招いたことが明らかになっている。

ヘルスプロモーションのアウトカムとしてのヘルスリテラシー

　最近、かなりの関心が、健康の決定要因を分析することと、ヘルスプロモーション活動に結びついたアウトカムの定義に寄せられている。これは、健康介

表1 ヘルスプロモーションのアウトカムモデル

健康と社会の アウトカム	**社会的アウトカム** 尺度:QOL、機能的自立、公正		
	健康アウトカム 尺度:罹患・障がい・避けることができる死亡の減少		
中間的な健康 アウトカム (修正可能な健 康の決定要因)	**健康的な ライフスタイル** 尺度:喫煙、食事、身体活動、飲酒、不法薬物の使用	**効果的な ヘルスサービス** 尺度:予防サービスの提供、ヘルスサービスへのアクセスと適切性	**健康的な環境** 尺度:安全な物理的環境、支援的な経済・社会的状況、良質な食品供給、タバコやアルコールへのアクセス制限
ヘルス プロモーションの アウトカム (介入効果の測定)	**ヘルスリテラシー** 尺度:健康関連の知識、態度、意欲、行動の意思、個人技術、自己効力感	**社会活動と影響** 尺度:コミュニティ参加、コミュニティエンパワーメント、社会規範、世論	**健康公共政策と 組織的実践** 尺度:政策声明、法律、規則、資源配分、組織的実践
ヘルス プロモーション 活動	**教育** 尺度:患者教育、学校教育、メディア(放送や新聞)によるコミュニケーション	**社会の動員** 尺度:コミュニティづくり、グループファシリテーション、ターゲットへのマスコミュニケーション	**唱道(アドボカシー)** 尺度:ロビー活動、政治的組織化と行動(お役所仕事を克服する)

入のアウトカム開発の階層性、ヘルスプロモーション活動、健康の決定要因と続いて起こるヘルスアウトカムとの間の連関(つながり)を例証し、説明した。表1は、ヘルスプロモーションのための概略のアウトカムモデルである。(Nutbeam, 1996)

　これらのモデルは、一般的に異なるアウトカムレベルとして区別されている。介入の最後のレベルは、健康と社会的アウトカムである。一般的に、平均寿命、罹病率、身体障害、機能障害、QOLそして機能的自立といった用語として表現されている。

　中間のアウトカムは、健康と社会的アウトカムの決定要因を表している。喫煙、運動などの個人行動は疾病のリスクを増加させたり、減少させたりする。

そして、それは健康なライフスタイルとして要約されている。環境的、経済的そして社会的状態を構成する「健康な環境」は、個人の喫煙を進めたり、止めさせたりすることや健康なダイエットを選択するような健康なライフスタイルと同様に、健康への直接的な影響を与えている。

　ヘルスサービスの適切な対策かつ適切な利用は、健康状態の重要な決定要因として認められている。そして、このモデルの中では「効果的なヘルスサービス」として表されている。

　ヘルスプロモーションのアウトカムは、個人的、社会的そして構造的要因を表している。それらは、健康の決定要因（中間のヘルスアウトカム）の変化を修正することができる。また、これらのアウトカムは計画されたヘルスプロモーション活動の最も近い目標を表している。モデルのレベルの中で、「ヘルスリテラシー」は、より良い健康を促進し、維持するための情報を得て、理解し、使用する個人の能力を決定する個人的、認識的、社会的スキルに注目している。これらは、健康の決定要因についての知識を改善し、理解するようなアウトカムや、課題を明確に定めるような自己効力感を改善すると同様に、健康行動に関しての態度や動機を変容するといったアウトカムも含んでいる。一般的には、健康教育活動に関連したアウトカムである。

　このモデルは、2つのタイプのヘルスプロモーション・アウトカムを区別している。'ソーシャル・アクションと影響力'は、境界集団の健康を促進する効果的な働きによって説明されている、健康の決定要因を超えた社会的な集団の活動とコントロールを高める努力の結果を表している。'健康的な公共政策と組織的な実践'は、健康への構造的な障害を克服するための努力の結果である。それは、法律の改正によって、導かれた政治的な唱道とロビー活動のアウトカムが典型である。

　多くの国における禁煙法の成功例は、効果的な公衆衛生における唱道からのアウトカムとして現代における例を表している。

　モデルの中でのヘルスプロモーション活動とは、健康のための教育や、健康

の改善に向かっての人々の集団的な力、資源、スキルの動員、そして健康のために唱道することである。一般的なヘルスプロモーション・プログラムは、少なくとも、ヘルスプロモーション・アウトカムの先に明らかにされた3つの介入要因から構成されているだろう。たとえば、健康な食事を促進するプログラムは、基本的な食品群についての人々への教育、食事の準備、選択の実際的なスキルの開発、供給側の介入を通して健康的な食事にアクセスするように改善する様々な活動、といったような努力より構成されている。これらは、例えば学校や職場の食堂で利用できる食品選択の改善や、健康な食品を供給し促進するために食品小売業者への介入が含まれている。また、ヘルスプロモーション・アウトカムの可能な範囲の測定が、短期間でできる証拠として見なすことができることを意味している。それらのいくつかが、表1のモデルにリストされている。

　表1はまた、"ヘルスプロモーション活動として説明されている"介入と"健康の決定要因の修正した"介入の目標との橋渡しを備えている。これらのヘルスプロモーション・アウトカムは、私たちがしているものとヘルスプロモーションを達成しようとしているものとの間の橋である。

　このモデルを使うことは、ヘルスプロモーションの幅広い文脈に健康教育とコミュニケーションを置き、健康教育の主要なアウトカムとしてのヘルスリテラシーを強調している。この文脈で、どのようにヘルスリテラシーを定義し、測定するかは、健康教育の内容と方法によって左右される。

ヘルスリテラシーとは何か

　ヘルスリテラシーの用語は、少なくとも30年間健康学文献の中で使用されていた。(Ad Hoc Committee on Health Litercy, 1999) 特にアメリカでは、患者のヘルスリテラシーレベルと規定された治療的養生計画に応じる能力との関係で記述、説明されている。(Ad Hoc Committee on Health Litercy, 1999) このアプローチは、適切な機能的ヘルスリテラシーが、処方薬、アポイント・カ

ード、医薬ラベル、ホームヘルスケアの指示のような健康のためのリテラシー・スキルに応用することができることを意味していると推察され、（Parker et al, 1995）この定義に基づく調査研究として、貧しい機能的なヘルスリテラシーは、慢性疾患の患者教育の大きな妨げになっている（引き起こしている）。（William et al, 1998）そして、不十分な不適切な医療行為によって、健康管理産業の莫大な費用が生じているかもしれない。（National Academy on an Aging Society/Center for Health Care Strategies, 1998）

　しかしながら、基本的ではあるが、多少狭く定義されているヘルスリテラシーは、人々のヘルスリテラシーの深い意味と目的を見落としている。リテラシー研究の分野は、リテラシーの異なるタイプについての議論や日常生活での実際的な応用などが活発に行われている。分類ための1つのアプローチは、読み書きの達成能力の測定だけでなく、さらに我々が実行することを可能にするリテラシー・タイプまで明らかにしている。（Freebody and Luke, 1990）

　基礎的／機能的リテラシー：日常で有効に機能できる読み書きの基礎的なスキル、おおざっぱに言えば、前述の'ヘルスリテラシー'の狭い定義と矛盾しないこと

　伝達的／相互作用的リテラシー：より高度なリテラシー・スキルである。それは社会的スキルを備え、日常生活の中で積極的に活用できるもので、異なるコミュニケーションから情報を引き出し、意味を見出したりすることで、変化する環境から新しい情報を求めることである。

　批判的リテラシー：さらに高度な認知的スキルであり、それは社会的スキルと同じで、情報を批判的に分析できること、ライフイベントや状況をよりよくコントロールするための情報を活用することができることである。

表2 ヘルスリテラシーのレベル

ヘルスリテラシーのレベルと教育目標	内　容	アウトカム		教育活動の例
		個人の利益	コミュニティ／社会的利益	
機能的ヘルスリテラシー（情報の伝達）	健康リスクとヘルスサービス利用に関する事実情報の伝達	健康リスクとヘルスサービスに関する知識の向上、処方の遵守	集団の健康プログラムへの参加の増加（検診、予防接種）	既存のチャンネル、機会をねらった人との接触、利用可能なメディアを通じて情報を送信する
相互作用的ヘルスリテラシー（個人技術の開発）	上記および、支援的な環境における技術開発の機会	知識に基づき自立した行動をとるための能力の向上、意欲と自信の向上	社会的規範に影響を与える能力および、社会集団と関わる能力の向上	特定のニーズへのヘルスコミュニケーションを調整する。コミュニティのセルフヘルプとソーシャルサポートグループの促進、コミュニケーションのために様々なチャンネルを組み合わせる
批判的ヘルスリテラシー（個人と地域のエンパワーメント）	上記および、健康の社会的・経済的決定要因に関する情報提供、政策および／または組織的変化を達成する機会	社会的・経済的困難に対するレジリエンス（回復力）の向上	健康の社会的・経済的決定要因に作用する能力の向上、コミュニティエンパワーメントの向上	コミュニティ活動を支援するための技術的アドバイス、コミュニティリーダーや政治家への唱道（伝達）、コミュニティ開発の促進

　このような分類により、異なるレベルのヘルスリテラシーが、大きな自律性と個人のエンパワーメントを認めることを示している。レベル間の進展は、認知の発達だけでなく、異なる情報やメッセージ（コミュニケーションの内容と方法）を浮き彫りにしている。逆にこれは、明らかにされた諸課題に関する個人的社会的スキルや自己効力感のように、コミュニケーションに対する様々な個人の反応に影響されている。

　機能的リテラシーと対照的に、WHOはより幅広くヘルスリテラシーを次のように定義している。(Nutbeam, 1998)

　ヘルスリテラシーは、より良い健康を促進し、維持する方法に関しての情報

にアクセスし、理解し、利用するための個人の意欲や能力を決定する認知的・社会的スキルである。

　それは、パンフレットを読んで予定を立てることができるということである。健康情報への人々のアクセスを改善し、それを効果的に利用する能力を高めるという意味でも、ヘルスリテラシーはエンパワメントには不可欠である。

　この定義は、相互作用的リテラシーと批判的リテラシーとして説明されている2つの異なるリテラシーの要素を反映している。また、健康教育とコミュニケーションの内容の範囲を著しく広げている。それは、ヘルスリテラシーが、個人的、社会的なものであり、教育とコミュニケーションの方法に深いかかわり合いがあることを表している。

「内容」の面では、人々の知識、理解そして能力を向上させる努力は、個人のライフスタイルの変容に直接かかわるだけでなく、ヘルスサービスの利用方法にも関わりがある。健康教育はまた、健康の社会的、経済的そして環境的な決定要因に対する意識を高め、これらの決定要因の改善につながる可能性のある個人的および集団的活動の促進へと導いている。「健康利益」の面では、ヘルスリテラシーは、個人の利益へつながるような個人的な資源だけではなく、より健康的なライフスタイルを選択し、有効なヘルスサービスを効果的に利用するといったことを意味している。それはまた、多くの人々の中で高いレベルのヘルスリテラシーを達成している者は、健康のための効果的なコミュニティ・アクションやソーシャル・キャピタル（社会関係資本）の開発に貢献していることを意味している。

「教育の方法」とコミュニケーションの面では、相互作用、参加そして批判的分析を招くような方法で伝えるための課題を備えている。これは、ブラジルの教育者であるパウロ・フレイレ（Paulo Freire）によって、唱道され普及した「批判的意識」のための教育スタイルとよく似ている。（Freire, 1970）

　ヘルスリテラシーは、基礎的なリテラシーのレベルと関連した認知の発達レベルによって決まることは明らかである。読み書きの発達が未熟な人は、伝統

的な健康教育を受けておらず、受け取った情報の活用を可能とする発達したスキルを持ち合わせていない。これらの理由から、ヘルスリテラシーを促進する戦略は、識字率を促進するようなより一般的な戦略に密接に関係している。しかし、識字（リテラシー）とヘルスリテラシーとの基礎的な関係を超えて、WHOによって定義されたヘルスリテラシーの重要性は、先に述べられたような機能的ヘルスリテラシーの促進のためのアプローチでは捉えそこなわれている。

しかしながら、この基礎的な関係を強調することは、読み書きの能力の観点から評価された高度な識字が、人が健康教育やコミュニケーション活動を強く望む保証はないことを認識するという意味で重要なことである。これとは対照的に、Freireは、彼の方法に関する教育的プログラムをモデル化した。(Wallerstein and Bernstein, 1988) それは、読み書きの能力の乏しい人の「批判意識」を高めようとすると、前述の批判的リテラシーの定義に密接に関連した成果を達成するというものである。

ヘルスリテラシーのモデル

識字とヘルスリテラシーとの強い関連にも関わらず、先の定義に内在する健康教育とコミュニケーション・プログラムの課題を検討することは重要である。表1は、ヘルスプロモーション活動のためのいくつかの意味をまとめたものである。それは、4つの異なる次元で述べられている。教育目標、特別な形の活動、期待されたアウトカム、そして、保健医療従事者によって着手された活動である。

レベル1、'機能的ヘルスリテラシー'は健康リスクに関する事実情報の伝達とヘルスシステムの使用方法に基づいた伝統的な健康教育アウトカムに反映している。そのような行動は、ヘルスリスクやヘルスサービスの知識の向上、および規定された措置の遵守（コンプライアンス）に向けられた目標に限定さ

れている。一般的に、このような活動は個人的な利益を生むが、（予防接種やスクリーニングプログラムへの参加を促進させることによって）集団的な利益を生むかもしれない。典型的には、このようなアプローチは、相互作用的なコミュニケーションを招くものではなく、発達的、自立的なスキルを育てるものでもない。このような活動の例としては、情報リーフレットの制作や伝統的な患者教育などがある。

　レベル２、'相互作用的ヘルスリテラシー'は、過去20年間展開してきた健康教育のアプローチのアウトカムを反映している。これは、支援的な環境での個人的スキルの発達に焦点を置いている。教育のためのこのアプローチは、知識依存しない活動として、明確に動機を改善することや、受け取ったアドバイスを活用する自己効力感のような個人の能力の改善に向けられている。さらに、この活動の多くは、集団的な利益よりも個人の利益につながる。このような活動の例は、現代の学校健康教育のプログラムにおいて個人的、社会的スキルの発達と行動的アウトカムに向けられている。

　レベル３、'批判的ヘルスリテラシー'は、個々の行動だけでなく、効果的な社会的、政治的行動を支援することを目的とした認知スキル開発のアウトカムを反映している。このパラダイムの中で、健康教育は、情報の伝達、健康の社会的、経済的そして環境的な決定要因に取り組むあらゆる形態の活動の政治的な実現可能性と、組織的可能性を調査するスキルの開発を含んでいる。この種のヘルスリテラシーは、個人の利益とともに、より明らかに集団利益に結びつく可能性がある。このケースの健康教育は、これらの社会的および経済的な健康の決定要因に作用する個人とコミュニティ能力の向上に向けられるだろう。

　表1のアウトカムモデルでの「ヘルスリテラシー」という用語の解釈に関し

て、教育とヘルスリテラシーと他のヘルスプロモーション・アウトカムとの間の横と縦の関係で説明している。例えば、縦の次元では、改善されたヘルスリテラシーは、健康的なライフスタイル、治療に対するコンプライアンスを含む効果的なヘルスサービスの利用を支援する可能性がある。一方で、批判的ヘルスリテラシーを達成するための教育プログラムは、健康に関係する公共政策や組織的な実践を変更する方向に向かう社会行動の能力を向上させるだろう。このような事例は、多くの地域開発プログラムで見ることができる。このルートを通して、健康教育は、個人のライフスタイルとヘルスシステムの利用に向かう典型的なプログラムと並んで、集団の健康の利益を生み出す社会的、経済的そして環境的な健康の決定要因の方向を決定づけるだろう。

結語―古いランプに新しい油を―

　ヘルスリテラシーは、古くて新しい概念である。そのエッセンスは、教育とエンパワメントとの関係について確立されたアイディアをより良いものにしている。相互作用的リテラシーと批判的ヘルスリテラシーに方向付けられた健康教育は、新しいものではなく、社会的動員の一部として構成されている。先進国と発展途上国の双方において、不利な立場の集団での社会的動員のための強力なツール（道具）として使用されている現代的な教育の事例が数多くある。実際、先進国において、それらは、コミュニティ開発プログラムにおける現代的健康教育のツールとして見直され、発展途上国においては、健康開発プロジェクトにおける最新のアプリケーションから学ぶことができるだろう。

　残念なことに、社会変動と政治活動のツールとしての教育の可能性は、現代のヘルスプロモーションではやや失われている。健康を決定する公共政策のインパクトへの細心の注意と健康を支援する環境づくりへのニードは、人々のための構造的介入につながる意図しない結果をもたらしているかもしれない。それは、'人々による（by）' や '人々と共に（with）' よりもむしろ、'人々に（on）' '人々へ（to）' といったヘルスプロモーションである。見方を変えると、

健康教育は、個人の行動のアウトカムとヘルスサービスの利用に向けた、対人コミュニケーションとメディア・キャンペーンに限定されている。

　WHO が定義したヘルスリテラシーが達成できれば、使用される内容と方法の大きな拡大とともに、健康教育の重要性の再発見が必要となる。これは、現代の健康教育と、開発や援助機関によって広く支持されている情報／教育／コミュニケーション・プログラムのタイプに真の課題を提起している。これらの多くは先述のような機能的ヘルスリテラシーの達成に向けられている。改善されたヘルスリテラシーの目標を追求することは、人々の識字率向上の目標を追求するために保健部門と教育部門との間の明白な連携が必要であろう。これは、地方、国家そして国際的レベルで応用されている。国際レベルでの WHO と UNESCO のような改善された連携の必要性や、地方レベルの機関においても明確に理解されている。(St Leger and Nutbeam, 2000)

　集団でのヘルスリテラシーの改善は、基礎的な課題として依然と残されているが、健康情報の伝達以上のものを含んでいる。人々が知識を活用するための自信を持ち、他者のために働き支援する能力は、個人のコミュニケーションを超えて、コミュニティ・ベースの教育に手を差し伸べることで達成されることが最善である。私たちが、ヘルスリテラシーの定義に反映されている究極の目標を達成するためには（私たちが働く個人やコミュニティのより大きな自立とエンパワメントを促進するために）私たちは、健康に対する構造的阻害を克服することに焦点を置いた、教育に関する政治的な側面を理解する必要がある。

（訳：鈴木美奈子）

REFERENCES

Ad Hoc Committee on Health Literacy for the American Council on Scientific Affairs, American Medical Association (1999) Health Literacy: Report of the Council on Scientific Affairs. *Journal of the American Medical Association*, 281, 552-557.

Ajzen, I. and Fishbein, M. (1980) *Understanding Attitudes and Predicting Social Beha iour.* Prentice-Hall, Englewood Cliffs, NJ.

Andreasen, A. R. (1995) *Marketing Social Change: Changing Beha iour to Promote Health, Social De elopment, and the En ironment.* Jossey-Bass, San Francisco, CA.

Bandura, A. (1986) *Social Foundations of Thought and Action: A Social Cogniti e Theory.* Prentice-Hall, Englewood Cliffs, NJ.

Freebody, P. and Luke, A. (1990) 'Literacies' programs: debates and demands in cultural context. *Prospect,* 5, 7-16.

Freire, P. (1970) *Pedagogy of the Oppressed.* Continuum/ Seabody, New York.

Glanz, K., Lewis, F. M. and Rimer, B. K. (1997) *Health Beha iour and Health Education: Theory, Research and Practice.* Jossey-Bass, San Francisco, CA.

Harris, E., Sainsbury, P. and Nutbeam, D. (eds) (1999) *Perspecti es on Health Inequity.* Australian Centre for Health Promotion, Sydney.

National Academy on an Aging Society/Center for Health Care Strategies (1998) Low health literacy skills increase annual health care expenditures by $73 billion. Center for Health Care Strategies Fact Sheet, Washington DC.

Nutbeam, D. (1996) Health outcomes and health promotion: defining success in health promotion. *Health Promotion Journal of Australia,* 6, 58-60.

Nutbeam, D. (1998) Health promotion glossary. *Health Promotion International,* 13, 349-364.

Parker, R. M., Baker, D. W., Williams, M. V. and Nurss, J. R. (1995) The test of functional health literacy in adults: a new instrument for measuring patient's literacy skills. *Journal of General Internal Medicine,* 10, 537-541.

St Leger, L. and Nutbeam, D. (2000) Finding common ground between health and education agencies to improve school health: mapping goals, objectives, strategies, and inputs. *Journal of School Health,* 70.2, 45-50.

Townsend, P., Davidson, N. and Whitehead, M. (1988) *Inequalities in Health (The Black Report and the Health Di ide).* Pelican, London.

Wallerstein, N. and Bernstein, E. (1988) Empowerment education: Freire's ideas adapted to health education. *Health Education Quarterly,* 15, 379-394.

Williams, M. V., Baker, D. W., Parker, R. M. and Nurss, J. R. (1998) Relationship of functional health literacy to patient's knowledge of their chronic disease: a study of patients with hypertension and diabetes. *Archi es of Internal Medicine,* 158, 166-172.

World Health Organization (1986) *Ottawa Charter for Health Promotion.* World Health Organization, Geneva.World Health Organization (1997) *Jakarta Declaration on Leading Health Promotion into the 21st Century.* World Health Organization, Geneva.

ⓒOxford University Press 2000

【Health literacy as a public health goal :
a challenge for contemporary health education and communication strategies into the 21st century
Health Promotion International, 15, 259-267.
ⓒNutbeam, D.】

3
ヘルスリテラシー：健康と教育の区別に取り組む

Ilona Kickbusch

要約

　リテラシーとは分離した形でのヘルスリテラシーは、社会的、経済的、そして健康の発展のためにますます重要になってきている。教育とポピュレーション（全住民）の健康、とりわけ女性の健康における一般的なリテラシーとの積極的かつ相乗的効果は、よく知られており、調査・研究もなされている。しかしながら、特にアフリカにおける最近のHIV／エイズの流行は一般的なリテラシーとヘルスリテラシーの複雑な境界面／接点を示している。一般的なリテラシーが、健康上重要な決定因子である一方で開発途上国と先進国が直面しているより重要な健康上の課題への取り組みは十分ではない。ヘルスプロモーションインターナショナルのヘルスリテラシーフォーラムへの寄稿として、本論文ではリテラシーとヘルスリテラシーの概念と定義をレビューし、概念上の対策手段と戦略的挑戦課題を提起する。本書は世界のリテラシー調査で得られた経験を用いて、ヘルスリテラシーを数値化するために一組の指標を展開することを提案する。ヘルスリテラシーインデックス（指標）は、ヘルスプロモーションの成果として重要な複合的対策手段となるであろう。また、予防活動／防止策は定められた国や地域社会あるいは集団の人々の健康に必要な能力と可能性を文書で立証し、一組の健康的、社会的、経済的成果として関連づけるであろう。

　キーワード：教育、健康指標、ヘルスリテラシー、リテラシー

1．3つの区別：健康、教育そしてデジタル（情報）

　グローバルヘルスの課題は（全世界的な健康面での課題が）、ここ数年より多くの注目を集めるようになってきた（Kickbusch and BUSE, 2000）。その一因は、地球規模の感染症流行への恐怖とアフリカにおけるHIV/AIDS感染に対する極端な社会的、経済的インパクト（衝撃）によるものである。残念ながら、教育面での課題への取り組みは同じであるとは言えない。たとえば、2000年4月にセネガルのダカールでユネスコが主催する世界教育フォーラム（UNESCO, 2000）に対する国際的な認知度は低く、拘束力のある協定合意や資金提供の公約、そして行動計画案もなかったことから失敗であったという人たちもいた（国連財団, 2000）。

　これとは対照的に、繰り返しニュースのトップ記事に取り上げられるのはIT（情報技術）への不平等なアクセスについてである。世界教育フォーラム直後に民間企業は「グローバルインフォメーションサミット」と呼ばれるトップレベルの会議を開催した（http://www.nikkei.co.jp/summit/english 2000）。この会合はG8主要先進8か国会議の数日前に東京で行われ、情報格差問題に懸念を示しているビジネスリーダーや学者達が呼び集められた。たとえば、インターネットユーザーの88％は先進国に住み、その数は世界の総人口の15％を占める（UNDP, 1999）。5つのうち4つのウエブサイトは英語で書かれている一方で、地球上で英語を話す人は10人に1人に過ぎない。アフリカは世界の人口の12％を占めているにもかかわらず、電話回線は世界の回線の2％しか占めていないし、南アフリカがアフリカ大陸の90％を占める通信接続性を持っている（Karelse and Sylla, 1999）。この情報格差は世界の健康格差と同様で地球資源の90％が先進国の健康のために使われている（WHO, 1998A ; WHO, 1998b ; WHO 1998c）。

　このハードウェアを動かす論争、これは世界で最も過疎の地域への情報技術をもたらすことが期待できる可能性を持っているのだが10億人近い世界で最

貧困層は未だに教育の時代を経験していないということで、このことは常に軽視されている（Netaid. org, 2000）。教育格差に関するデータ（UNESCO, 1997a ; UNESCO, 1997b）は情報格差と同様に気力をくじかせるものではあるがその大変さはおそらくそれ以上であろう。世界中には推定8億7600万人の非識字成人がいるという概算が出ているが（世界成人人口の約25％）、その大半は女性と少女である。世界教育サミット2000では2015年までにすべての人々が教育の機会を得られるようにするためには毎年80億米ドルが必要だとの概算がだされた。1億3000万人の子どもたちは学校に通ったことがなく、そのうちの多くは急速に変化する社会を生きるために必要な準備をする教育を受けられずにいる。インドのリテラシープロジェクト（ILP, 2000）では、女性の識字率が極めて低いことが原因でインドの識字率は未だに60％前後と低調であるというデータを引用している。しかし、先進国社会においても約1億人が日常生活に必要な読み書きの能力を欠いている（OECD, 1997）。これらの非識字率の高さが貧しい地域社会での疾病のための負担を著しく重くさせ、健康と経済の不平等さを拡大させている。 1990年代後半からのOECDの調査研究では、OECD諸国で1/4の成人が日常生活や仕事に対処する上で必要最低限のリテラシー能力さえ満たしていないとする悲惨な現実問題を提起している［リテラシー、経済そして社会（OECD, 1997）］。その研究でGraffは、リテラシーの狭すぎる概念を考慮したためと批判しているが（Graff, 1996）、それは最も豊かな国でさえ、全人口のかなりの部分が急速に変化する社会に対処する準備が不足していることを適切に強調している。

　グローバル・トレンド2005の記述において、M. Mazaarは人類の宿命（病原菌）について学ぶことの戦略的重要性を説いている（Mazaar, 1999）。21世紀において競争力を維持するためにはどんな社会でも、知識、学習と教育に新しく重点をおくための準備をする必要がある。Rosencranceは新たな役割の一つである「virtual state仮想状態」が教育に投資することで平和的な競争力を確保すると述べ、Mazaarの意見を繰り返し伝えている（Rosencrance, 1999）。

最終段階では、国家間の競争は教育システムの競争になるだろう。最も生産的で豊かな国とは、最高の教育と研修制度をもつ国であろう。(P. XV)

KeatingとHertzmanは情報化社会において人材の質を利用可能にするため、将来の経済成長と市民社会の生計手段の両方の可能性を関連づけている（Keating, 1999）。Streetもカナダ特有の経済とリテラシーの調査の中で同様に述べている（Street, 1999）。彼らは健康の急激な社会的・経済的勾配は、うまく対応することと適性能力が、増大した物質の豊かさだけでなく、改善された健康と生活の質を重んじる学習社会の実現を損なうであろう評価する、学びのある社会の創造を損なうと強調している。発展途上国を考慮すると、アマルティア・セン（1999）は、教育、健康、社会インフラへの高額な投資を確実にするための「支援を導く」開発の取り組みを力強く主張している。彼は経済成長と社会福祉において、社会的な機会や個々の能力の拡大が重要で、持続可能な増加をどれ程導くことができるかを説明している。

2. 健康、教育、ヘルスリテラシー

先進国ならびに途上国出身の医療研究者・専門家は共に健康と教育の関連性について長い間関心を持ち続けてきた（Evansら, 1994；カナダ保健省, 1999；世界銀行, 2000）。所得、所得配分、雇用、労働条件そして社会環境と共に、教育とリテラシーは健康の重要な決定要因として位置づけられている。これらの様々な決定要因の相互関係と比較検討にはさらなる研究が求められているが。「健康な未来に向かって」と題された2番目のカナダの健康レポートは、つぎのように述べている。

…いつもというわけではないが、たいていの場合、教育のレベルと関連しているのだが、リテラシーレベルは、雇用、地域社会への積極的な参加、そして健康状態の重要な予測因子となる。それらはまた、国の成功を予兆するものでもある（カナダ保健省, 1999）。

レポートでは、多くの章でカナダの国連開発計画の人間開発指数（UNDP,

1998) が、所得配分やリテラシーといったパラメータを要因として含めた場合、高い格付けがいかに下がってしまうかについて言及している。

　問題が山積みである途上国からのレポートは、全人口的な健康、とりわけ女性と子どもの健康に関する教育やリテラシーのプラスの影響を強調している (Caldwell, 1986 ; Bledsoe et al., 1999 ; Sen, 1999 ; Nussbaum, 2000)。セーブ ザ チルドレン Save the Children による世界の母親たちの状態と題された最近の報告 (Save the Children, 2000) では、成人女性の識字率（読み書きできる15歳以上の女性の割合）を女性のウエルビーイングを決定する10の指標の中の1つとして立証している。レポートは9億6千万人いる世界の成人非識字者の2/3は女性であると推定している。女性のウエルビーイングでトップ10にランクインしている国は、すべて女性の識字率は90％かそれ以上である。ラテンアメリカの女性の識字率は80％で、途上国の中で最も高くなっている。対照的に、アフリカでは大きな格差はあるものの最も低くなっている。例えば、南アフリカとジンバブエは、80％近い識字率を持っている一方で最貧国であるニジェールやバルキナファソではたった10％の女性しか読み書きができない。母親の教育水準は子供が2歳前に死亡するリスクと密接に関連している。母親の識字率が 70～83%に達している途上国では乳児死亡率は50人（10万人中）かそれ以下である (Save the Children, 2000)。女性の所得は、学校教育を一年追加して受ける毎に10～20％上昇する。教育を受けた女性は、結婚と出産が遅れがちだが家族に対して、より良い健康管理をし、子供たちを学校に通わせ、経済成長全般に貢献している (Filmer, 1999)。女性の教育レベルと社会の合計特殊出生率との強い関連性が十分に立証されている。出産適齢期の女性の教育水準が十分考慮されていないことによる影響は今にも起こりそうな人口の爆発的増加の悲惨な予測として誤りが立証され始めている。

　健康と教育に関する研究の多くは、公衆衛生の効果に集中している。しかし最近では、HIV/AIDSのような感染症の再分析により新しい課題との関連性が前面におしだされている (Crawley, 2000 ; UNICEF, 2000)。一方、ジンバブエ

と南アフリカがアフリカの中では高い識字率を持っていながら、両国はHIV/AIDSが最も深刻な問題となっている国でもある。ジンバブエでは人口の25％に及ぶ人々が感染し、その大多数は女性であると推定されている（UNAIDS/WHO, 1999）。ユニセフによる国連報告書2000は、サハラ以南のアフリカの教師間で不釣り合いなほど高いHIV/AIDSの発生があると強調している（UNICEF, 2000）。その率はケニアで特に高かったが、1999年には約1400人の教師が死亡し、約95,000人の小学生が影響を受けている（1993年にはたった10人の教師のみであった）1999年の他のアフリカ諸国のデータを検討すると、南アフリカで100,000人の学生がHIV/AIDSによって先生を失い、ジンバブエでは86,000人で、ナイジェリアでは85,000人であった。教師の高い死亡率は、一般的なリテラシーとヘルスリテラシーが必ずしも密接に関連してはいないことを明らかに示している。リテラシーとヘルスリテラシーは動く標的で、背景状況を考慮して調べなければならない。例えば、教師の多くが女性で、ほとんどの国の文化的背景のもとでは、女性は家族の中での役割や夫の性的な要求に対して弱い立場にあることによって教師の死亡率が高いことがある程度説明できる。このことは、他の政策分野において、この場合は教育であるが、ヘルスリテラシーの低いことによる影響をとても強く示している。学校で苦労してやっと手に入れたものであっても、ヘルスリテラシーとリテラシーはアフリカ諸国における社会的、経済的発展が益々増加している影響によって深刻な危機にさらされている。学校と社会全体で、相互関係と独立性に注目しながらリテラシーとヘルスリテラシーの両方に投資することによる効果は健康と教育に共通する議題を解決するための道を切り開くものである（Harrison, 1997）。

　教育とリテラシーが健康の重要な決定因子である一方で、リテラシーと分離した形でのヘルスリテラシーは社会と経済の発展においてますます重要になってきている。我々が直面している課題は以下のとおりです。

　・社会と集団グループにおけるヘルスリテラシーの信頼性の高い施策を展

開。
- ・健康に及ぼす影響と生活の質の結果を科学的に数量化する。
- ・様々な局面でヘルスリテラシーを高める公衆衛生上の介入を提案する。

つぎのステップは、いくつかの定義とリテラシーの測定方法を再検討し、ヘルスリテラシーの具体的な課題に、それらがどの程度適応できるかを議論する。

3. リテラシーの諸定義

リテラシー論争は読み書き、基本的な計算能力といった単純な理解からは離れ、複雑さ、文化、個人のエンパワメント（地位の向上）とコミュニティ開発などを説明するものへと変わってきてある。したがって、最近のリテラシーの考え方はオタワ憲章（WHO/HWC/CPHA, 1996）の頃からヘルスプロモーション分野で展開している取り組みと密接な一体感を示している。要因の広い範囲を統合する21世紀の実用的なリテラシーの定義は、ケベック州のリテラシーセンターによって提案されている（CLQ, 2000）：

リテラシーは、個人やコミュニティ開発のための文化の主要な記号システムを理解し、運用するための複合的な能力を含む。これらの能力の必要性と需要は、それぞれの社会によって異なる。科学技術の分野では、その懸念は文字や数字に加えてマスメディアや電子書籍を含むところまで拡がる。個人は社会で必要な読み書き、不可欠な理解力、意志決定能力を含む物事を先に進めるための生涯学習の機会が与えられなければならない。

リテラシーは次第に一人の成人が社会で機能するために必要なさまざまなスキルを含むものとしてみなされている。カナダ教育研究情報システムは、次の6つのスキルを特定している（CERIS, 1999）

- ・定量的リテラシー
- ・科学的リテラシー

・技術的リテラシー
・文化的リテラシー
・メディアリテラシー
・コンピュータリテラシー

　このリストにヘルスリテラシーを追加し、政策課題に含めることが不可欠である。その理由はこじつけではなく、健康と疾病は文化的マトリックス（文化を生み出す母体）に存在し、ヘルスプロモーションのための医療介入はその土地の状況に応じて行わなければならない（Jahan, 2000）。

　前述した極端な疾病の大流行に直面しているためだけでなく、高齢者の増加によって直面している高騰する医療費の運用のためにも、社会はますます健康集団に頼らざるを得なくなり、リテラシー、健康、富とウエルビーイングとの関連性はますます重要になってくる（Ziegler, 1998）。この一連の考えに続いて、ヘルスリテラシーを持つ人口集団から得られる包括的な社会的利益を明らかにし、一連の対策を開発することが必要である。このことが、有効性と根拠に基づくヘルスプロモーションと健康教育に新しい生産的な局面を提供することになる。

4. ヘルスリテラシーの諸定義

　一般的なリテラシーの議論とヘルスリテラシーに注いだ労力との提携をつくりだすためには、研究と実践の2つの分野間でより体系的な対話を持つことが必要となる。ヘルスリテラシーに関する議論は、2つの非常に異なる情報源から生じたものである。1つはFreireの成人学習モデル（Freire, 1985 ; Freire and Macedo, 1987）の頃から始まった。地域社会の発展からの取り組みでとりわけエンパワメントと関連してラテンアメリカでの状況において適応された（Wallerstein and Bernstein, 1994）。2つ目は、アメリカのヘルスケアシステムにおけるヘルスリテラシーに乏しい多くの患者への懸念から生じた取り組みで

ある（Parker et al., 1995 ; Pfizer 1998 ; Parker, 2000）。

　ヘルスケア戦略センター（Center for Health Care Strategies Inc., 2000）は、高度に機能的な取り組みを提案している。彼らは、次のようなシンプルなヘルスリテラシー定義を提供している：

　ヘルスリテラシーとは、読んで理解し、健康管理情報に基づいて行動する能力である。

　この短く簡潔な取り組みは、1992年に米国の全国成人リテラシー調査で使用されたリテラシー定義に従うもので、リテラシーを印刷されたり、書き込まれた情報を使用して社会で機能されるものと定義している(Kirsch et al., 1993)。著者は、機能的ヘルスリテラシーを医療環境の元で適用される読解、計算能力と定義を進めている。これらのスキルは、以下の能力が含まれる。

・同意書、薬のラベルや挿入物、その他の書かれた医療情報の読解
・医師、看護師、薬剤師、保険会社からの書面と口頭の情報の理解
・投薬や予約スケジュールなど必要な手順手続き、指示に従っての行動

　米国医師会の学術評議会のヘルスリテラシーに関する特別委員会は、それより若干広い意味での技能に基づいたヘルスリテラシーの見解を選択し、次のように定義している。

　基本的な読解と計算を実行する能力を含むさまざまな技能の集まりが医療環境のもとで機能することが求められる。

　報告書は、ほとんどの医療専門家が患者のヘルスリテラシーレベルの低さ、あるいは患者のほとんどが、医療提供者に対して指示された内容を十分には理解していないとは恥ずかしくて言えないことに気がついていないと強調している。一方で報告書は、リテラシーとヘルスプロモーション活動を含む様々な健康指標との関連といったより広い問題にも触れているが、それは医療やヘルスケアの現場に集中したままである。

対照的に、US Healthy People 2010の目標は（USDHHS, 2000）ヘルスリテラシーをヘルスプロモーションや予防行動と関連させ、さらに機能的リテラシーにまで進展させている。これは、ヘルスリテラシーを次のように定義している。

「基本的な健康情報やサービスを入手し、解釈し、理解する能力、そしてそれらの情報をヘルスプロモーションのために使用する能力。」

　Healthy People 2010は初めて米国でヘルスリテラシーのための発展目標を設定した［未解決の基礎データと測定課題、およびヘルスリテラシー評価指標と区別された一般的なリテラシー調査との関係性について（Ratzan, 2001）］。文書は、リテラシーの低さが米国の全人口の非常に多くの部分で全額給付が認められない一因となっていると述べている。基本的な公明正大さが健康のギャップを埋めるための典型的なものとして挙げられる。この方向づけにもかかわらず、Healthy People 2010は、ヘルスリテラシーの定義に「潜在的な」という前向きな概念を含んでいない。しかし、WHOヘルスプロモーション用語集で提案されているように、最も広い意味でのヘルスリテラシーの定義には、この概念が含まれている（Nutbeam, 1998）。

　ヘルスリテラシーは良好な健康状態を促進し、維持するために情報を理解し、利用すること、そして情報へのアクセスを得るため個人の動機づけと能力を決定する認知社会的スキルを意味するものである。

　この定義は、メキシコで2000年6月に行われたヘルスプロモーションに関する第5回WHOグローバル会議のヘルスリテラシーワークショップ（PAHO／エール／ファイザーのワークショップ）で議論された。このワークショップでは、地域社会発展の範囲、ヘルスプロモーションを健康に関連するスキル、そしてヘルスリテラシーを個人の特性としてだけでなく、ポピュレーション（全住民）の健康の主要な決定因子として理解することなどを含むために解説の定義をより広げる決定をした。

5. ポピュレーション（全住民）レベルでのヘルスリテラシー評価：いくつかの提案

ポピュレーション（全住民）レベルでのヘルスリテラシーを測定するためのいくつかの指針は、一般的なリテラシーの測定法を取り入れることで見つけることができる。例えば、IALSの第二レポートは3つのリテラシー領域を使用している。

・散文リテラシー（文書を理解すること）。
・文書リテラシー（書類、理解し、フォーマット、地図、表を記入できる）
・定量的リテラシー（算術演習を応用する能力）

これらの方法に従い、測定に向けた第一歩は、例えばNutbeam（2001）によって提案された3つの領域を使うことでヘルスリテラシーの主要な領域を一致させることができる。

・機能的ヘルスリテラシー
・相互作用的ヘルスリテラシー
・批判的ヘルスリテラシー

一連の指標や基準が広範なヘルスリテラシーレベルに境界線を引くために開発されるべきである。それによって、性別、人口と年齢層のヘルスリテラシーの違いを比較し、教育や所得のレベルに関連付けることができる。重要な課題は、つぎのようになる。（i）教育、一般的なリテラシーとヘルスリテラシーを明確に区分すること、（ii）これらの3つの要因がどのような相互関係を持つかを詳しく見極める、（iii）何がメカニズムを強化して作用するか識別する。知識の面と行動の面でヘルスリテラシーに反映する方法を見つけることで問題を解決し、状況を評価することは難しい課題になるであろう。

つまり、ヘルスリテラシーを測定することは、障害調整生存年数（DALYs）、および罹患率と死亡率のデータなどを補足する手段として社会にとって新しいタイプの健康指標をつくるための最初の大きな一歩となる可能性がある。それは、健康への社会貢献として、医療費における一人当たりGNP支出額を考慮する範囲を越えていくであろう。また、業界別の経済評価に関するに関してDrummondとStoddartによって提示された課題のいくつかにも応じている（Drummond and Stoddart, 1995）。

マルチレベルのデータを分析の進歩によってサポートされているヘルスリテラシー指標は、複合健康能力と特定の国、地域やグループの集団の機能を記録すると共に、健康、社会的、経済的成果のセットとの関連を明らかにすることができる。

6. ヘルスリテラシーはほとんどエンパワメントである

現在、健康が、身体的、精神的そして社会的に良好な状態を含むといった、より広範な概念であるのと同様に、リテラシーも広範な理解では、知識を操り、応用するための一連のスキル（技術）を含んでいる。健康もリテラシーも両方ともにダイナミック（動的）な概念であり、急速に変化する社会の中で我々の能力が機能するために影響を与え、ある程度決定させる。「健康」は社会システムであり、あらゆる構成要素を含み、ますます複雑になってきている。そして、病気の時には適切に対応するために広範囲な知識とスキルが要求される。ヘルスリテラシーは自分自身の生命の状況から提供される情報を判断し、取捨選択し、利用できる知識と能力を含んでいる。これはDon Nutbeam（Nutbeam, 2001）によって提唱された重要なヘルスリテラシーの主要素でもある。ヘルスリテラシー論争においては、ヘルスリテラシーの促進を単なるコンプライアンス上の問題にだけ集中しないようにするために、パワー（力）の問題を明確にすることが重要である。エンパワメントに対する関心の欠如が、世界中で行われている大規模なリテラシーの取り組みがうまくいかない理由の一つで

あると言われ続けている。同じことが、健康教育、特に女性や性的区別／行動、生殖に関しての多くの取り組みについても同様である。

　情報は非常に重要であるが、権利を奪われたり、社会的に取り残された人々が直面する多くの主要な課題に取り組むためには決して満足な量とはいえない。情報や知識へのアクセス、インフォームドコンセント、そして交渉術などヘルスリテラシーの構成要素を全体的な開発のための取り組みの一部として構成する必要がある。さまざまな代替手段のリスクを比較検討することなど実際には難しく、人々には選択肢があるわけではない。彼らにとってたった1種類の治療法しか手に入らない中で、どのように関連リスクを評価できるであろうか。先進諸国では選択肢や複雑さがますます増え、医療格差はこれまで以上に地球規模で明確になってきている。人はなぜ長生きできるのであろう。HIV/AIDS情報や抗レトロウイルス薬が利用できるアクセスを提供できる国に生まれるという幸運を持っていたからであろうか。

　エンパワメントとしてのヘルスリテラシーのための重要な概念モデルはMartha Nussbaumの「機能的アプローチ」に記載されている。彼女は、能力は機能的というよりは適切な政治目標であると主張する。なぜなら、それは「人々が何をできるか、何になれるか」を強調しているからである。それは人々が彼らの社会的環境の中で行動するためと市民の能力を位置づけている。彼女は次のように述べている。

　私たちは健康を考える場合に、例えば、健康的でいるための能力や機会と、実際の健康的な機能とを区別する必要がある。社会は最初に利用可能にするかもしれないが、個人には関連する機能を選択しないという自由も与えられているのだから。[(Nussbaum, 2000), p.14]

7. ヘルスリテラシーは公衆衛生の重要課題である

　公共政策がある程度の健康上の前提条件を設定する必要がある一方で、人々は自分たちが市民社会に貢献する役割として、ヘルスリテラシーの3つの全て

の領域で展開する重要さに従って健康に積極的に関与しなければならない。ヘルスプロモーションにおいて、健康を日常生活の資源であるという表現をし、健康を創造することは、人々が自らの健康とその決定要因をコントロールし、改善することができるようにするプロセスであるとしている。ヘルスリテラシーの研究は、エンパワメントプロセス、さまざまな人口集団のヘルスリテラシーの評価のための調査設計、およびヘルスプロモーションの介入のアウトカム指標としてなど、さらなる研究の道を探索することができる。

メキシコ会議でヘルスリテラシーのワーキンググループは、地域社会のヘルスリテラシーのレベルを計測するために一連の指標を開発することを推奨している。これは、ヘルスリテラシーの相関的そして動的な局面を含むことができる（Nutbeamによって提案された2番目の領域よりやや広い理解である）。健康認識はどのようにして、コミュニティ内で見つけ出され、共有されるのだろうか。地域社会や社会全体としての健康資源にアクセスすることはどれほど容易であろうか？地域社会の優勢な健康文化を定義するものは何であろう？この提案は、Keating,が学びのあるコミュニティの中での知的創造と記述したものと同様である（Keating, 1999）。彼は学習が個人の努力からよりは協働ネットワークのもとでの方がより効果的に高い頻度で見いだされることを示した研究にも言及している。

最近のヘルスケアの議論のもう一つの広い概念、つまり、社会資本の元でも同様のことが起きている。ヘルスリテラシーも社会資本もポピュレーション（全住民）の健康のアウトカムの測定可能な決定因子である。社会資本（Coleman, 1988）は相互利益のための共同研究や連携を円滑にするネットワーク、規範、そして社会的信頼といった社会的組織の特徴について言及している。Kawachiらの研究によると自宅周辺内での信頼や安全といった感覚が健康状態に有意な差を生じさせていることを示している（Kawachi and Kennedy, 1997）。社会資本とヘルスリテラシーの影響は、より統合的な公衆衛生のアジェンダ（協議事項）の開発の一部で、それは病気による病気、リスクによるリスクと

いった個別の取り組みを超えて進んでいく。実際、これら2つの要素には重なる部分も多く、質を強化しあうことも起こりうる。ヘルスリテラシーのコア（核心）的構成要素とその測定を定義するという点では、社会資本に関する文献を再検討したり、社会資本の研究者たちをヘルスリテラシーの意見交換の場に入れ込むことが有用であろう。

8. 今後の見通し

世界の人口の80％は口頭と視覚による文化の中で生活している。すなわち、読んだり書いたりを通してではなく、聞いたり見たりすることで学んでいる（Goody, 1968）。先進社会も同様にこの傾向へと進んでいて、読み書きが歴史的にそうであったように暫定的な現象になってしまうと予言する人たちもいる（Crossman, 1999）。ほとんどの人々にとってますます重要な健康上の情報源となってきているメディアは先進国でも途上国でも文化をつくりかえたり、影響を与えたりしている。

新しい情報技術は、パンフレットより視覚的でかつ相互学習の機会や旧来のものより教訓的な形式の医療指示を提供するかもしれない。それらは個人、グループ、教室で利用することができる。ネットサーフィンをしたり、チャットルームに参加したりして、健康について学んだり、同じ問題に何千マイルも離れた他の人たちと話し合ったりすることは一部の人たちにとってはすでに現実のものとなっている。将来、薬のびんを受け取るとき理解するどころか誰にも読むことすらできないほどの小さなラベルのついた物体を渡されることはなくなるかもしれない。あなたは錠剤と一緒に短いビデオを受け取るかもしれない。あるいは、その薬が何のためで、適切に飲むためにはどうすればいいかといった連絡メッセージが携帯端末機に送られてくるかもしれない。

知識はグローバルな公共財である（Stieglitz, 1999）。国内的に、国際的にも行動するように呼びかけることが必要で、我々はデジタルディバイドを埋める努力と、教育と健康格差を埋める努力を結び付けなければならない（World

Bank, 1998)。とりわけあなたがインターネットを世界的な公益として進んで受け入れるなら、新技術は新しい学習の形を提供することで、リテラシーと健康への取り組みを新しい方法で促進することを助けることができる。この動きの一環として、我々はヘルスリテラシーを新しく勢いを増し始めているリテラシードライブの重要な局面にしなければならない。例えばシンガポールでは、1997年に12億米ドルを各学校にインターネットを配線するため投資した。シンガポールの教育大臣は、この投資の背後にある重要な論理で注目を集めた。

　私たちは、社会全体でITの準備ができているかを問う必要がある。もしできていない場合には、二重構造の運用効率の悪さで重荷を負うことになるであろう（Yeomans, 1999）。

　健康の分野では現在、国家および国際的レベルの両方で二重構造は存在する。資金を持つ者、安全網（セーフティネット）を持つ者と持たない者。医療制度改革で得られる短期的な効率の良さは常に強調されているが、本当に健康を創り出す分野への投資はほとんど議題となることはない。大規模な健康投資としてのヘルスリテラシーと、健康発展のための戦略には長期的な確約と、強力なパートナーシップと強力な代弁者たちが必要である。病気の根絶や、新しいワクチンの開発に関わる新しい地球規模の同盟関係が必要である。国レベルでの公共政策公約を伴った密接な協力関係の中で全体的なヘルスリテラシーは、デジタルデバイドと同様に認識される必要があり、もし我々がヘルスリテラシーギャップを埋めなければ、社会全体、そして地球全体が被害を受けるであろう。

謝辞

　本稿の最終調整にあたり、Allison StockmanとKenneth Muoghaluによってもたらされた研究支援が認められ高く評価された。本研究は一部、ファイザーの助成を受けて行われた。

（訳：大久保菜穂子）

REFERENCES

Ad Hoc Committee on Health Literacy (1999) Health literacy: report of the Council on Scientific Affairs, American Medical Association. *Journal of the American Medical Association,* 281, 552-557.

Bledsoe, C. H., Casterline, J. B., Jonson-Kuhn, J. A. and Haaga, J. G. (eds) (1999) *Critical Perspecti es on Schooling and Fertility in the De eloping World.* National Academy Press, Washington DC, USA.

Caldwell, J. C. (1986) Routes to low mortality in poor countries. *Population and De elopment Re iew,* 12, 171-220.

Canadian Education Research Information System (CERIS) (1999) *Literacy: Definitions.* http://www.schoolnet.ca/ceris/e/Literacy1.html. CEA, Ontario, Canada.

Center for Health Strategies Inc. (CHCS) (2000) Fact sheet. *What is Health Literacy?* CHCS, Princeton, NJ, USA.

Centre for Literacy of Quebec (2000) *A Working Definition: Literacy for the 21st Century.* http://www.nald.ca/litcent.html. The Center for Literacy of Quebec, Montreal, Quebec, Canada.

Coleman, J. S. (1988) Social Capital in the creation of human capital. *American Journal of Sociology,* 94s, S95-S120.

Crawley, M. (2000) How AIDS undercuts education in Africa. *Christian Science Monitor,* July 25, 2000. http://www.csmonitor.com/durable/2000/)7/25/pls4.htm. The Christian Science Publishing Society, Boston, MA, USA.

Crossman, W. (1999) The Coming of Age of Talking Computers. *The Futurist,* 33, 42-48.

Drummond, M. and Stoddart, G. (1995) Assessment of health producing measures across different sectors. *Health Policy,* 33, 219-231.

Evans, R., Barer, M. and Marmor, T. (eds) (1994) Why are some people healthy and others not? The determinants of Health of Populations. Aldine de Gruyter, NY, USA.

Filmer, D. (1999) The Structure of Social Disparities in Education: Gender and Wealth. Policy Research Report on Gender and development Working Paper No. 5 (http://www.worldbank.org/gender/prr). World Bank, Washington DC, USA.

Freire, P. (1985) The Politics of Education: Culture, Power and Liberation. Macmillan, Houndsmills, Basingstoke, NH, USA.

Freire, P. and Macedo, D. (1987) Literacy: Reading the Word and the World. Bergin & Farvey Publishers, Farvey South Hadley, MA, USA.

Goody, J. (ed.) (1968) *Literacy in Traditional Societies.* Cambridge University Press, Cambridge, UK.

Graff, H. (1996) *The Persisting Power and Costs of the Literacy Myth.* Literacy across the Curriculum 12 (2) (http://www.nald.ca/province/que/litcent/Publications_Products/working/page/3.html). Centre for Literacy, Montreal, Canada.

Harrison, K. (1997) The importance of the educated, healthy woman in Africa. *The Lancet,* 349, 644-647.

Health Canada (1999) *Toward a Healthy Future: Second Report on the Health of Canadians.* (http://www.hc-c.gc.ca/hppb/phdd/report/text_versions/english/index.html.) Health Canada, Ottawa, Canada.

India Literacy Project (ILP) (2000) (Http://www.ilpc.org/) ILP, Washington DC, USA.

Jahan, A. J. (2000) Promoting health literacy: a case study in the prevention of diarrhoeal disease from Bangladesh. *Health Promotion International,* 15, 285-291.

Karelse, C. and Sylla, F. S. (1999) Rethinking education for the production, use and management of ICTs. In Rathgeber, E. M. and Adera, E. O. (eds) *Gender and the Information Re olution in Africa.* (http://www.idrc.ca/books/focus/903/08-chp05.html). International Development Research Center, Ottawa, Canada.

Kawachi, I. and Kennedy, B. (1997) Health and social cohesion: why care about income inequality? *British Medical Journal,* 314, 1037-1040.

Keating, D. P. (1999) Developmental health as the Wealth of Nations. In Keating, D. P. and Hertzman, C. (eds) *De elopmental Health and the Wealth of Nations.* The Guilford Press, New York, USA.

Kickbusch, I. and Buse, K. (2000) Global influences and global responses: international health at the turn of the 21st century. In Merson, M. H., Black, R. E. and Mills, A. J. (eds) *International Health. A Textbook.* Aspen, New York, USA, pp. 701-732.

Kirsch, I., Jungeblut, A., Jenkins, L. and Kolstad, A. (1993) *Adult Literacy In America. A First Look at the Results of the National Adult Literacy Sur ey.* National Center for Education Statistics, US Departmant of Education, Washington DC, USA.

Mazaar, M. (1999) *Global Trends 2005: an Owner's Manual for the Next Decade,* 1st edn.

St Martins Press, New York, USA.

Netaid.org (2000) *An Education Di ide in a Digital World.* (http://app.netaid.org/WhatWorks/1.0.html?pillar_id=5). Netaid.org Foundation, New York, USA.

Nussbaum, M. C. (2000) *Women and Human De elopment. The Capabilities Approach.* Press Syndicate of the University of Cambridge, Cambridge, UK.

Nutbeam, D. (2001) Health literacy as a public health goal. *Health Promotion International,* in press.

Organization for Economic Co-operation and Development (OECD) (1997) *Second Report of the International Adult Literacy Sur ey: Literacy Skills for the Knowledge Society.* OECD, Paris, France.

Parker, R. (2000) Health Literacy: a challenge for American patients and their health care providers. *Health Promotion International,* 15, 277-283.

Parker, R. M., Baker, D. W., Williams, M. Y. and Nurss, J. R. (1995) The test of functional health literacy in adults: a new instrument for measuring patients' literacy skills. *Journal of General Internal Medicine,* 10, 537-541.

Pfizer Inc. (1998) *Promoting Health Literacy: a Call to Action.* Conference Proceedings. Pfizer Inc., New York, USA.

Ratzan, S. (2001) Health literacy: communication for the public good. *Health Promotion International,* 16, 207-214.

Rosencrance, R. (1999) *The Rise of the Virtual State. Wealth and Power in the Coming Century.* Basic Books, New York, USA.

Save the Children (2000) *State of the World's Mothers.* Save the Children, Westport, CT, USA.

Sen, A. (1999) *De elopment as Freedom.* Oxford University Press, Oxford, UK.

Stieglitz, J. E. (1999) Knowledge as a global public good. In Kaul, I., Grunberg, I. and Stern, M. A. (eds) *Global Public Goods: International Cooperation In The 21st Century.* Oxford University Press, Oxford, UK.

Street, B. (1999) *Literacy, Economy and Society: a Re iew.* Accessed on CERIS.

UNAIDS/WHO (1999) *AIDS Epidemic Update: December 1999* (mimeograph). WHO, Geneva.

UN Foundation (2000) May 1 edition: http://www.unfoundation.org.

United Nations Childrens Fund (UNICEF) (2000) *The Progress of Nations 2000.* http://www.unicef.org/pon00/data3.htm. UNICEF, New York, USA.

United Nations Development Programme (UNDP) (1998) *Human De elopment Report.* Oxford University Press, New York, USA.

United Nations Development Programme (UNDP) (1999) *Human De elopment Report.* Oxford University Press, New York, USA.

United Nations Educational, Scientific and Cultural Organization (UNESCO) (1997a) *Adult Education in a Polarizing World: Education for All, Status and Trends/1997.* UNESCO, Paris, France.

United Nations Educational, Scientific and Cultural Organization (UNESCO) (1997b) *CONFINTEA V: Fifth International Conference on Adult Education, Hamburg, 14-18 July 1997,* conference documents (http://www.unesco.org/education/uie/confintea/index/html). UNESCO, Paris, France.

United Nations Educational, Scientific and Cultural Organization (UNESCO) (2000) *World Education Forum in Dakar, Senegal, 26-28 April 2000* (http://www.unesco.org/wef). UNESCO, Paris, France.

United States Department of Health and Human Services, Office of Disease Prevention and Health Promotion (2000) *Healthy People 2010.* http://www.health.gov/healthypeople.

Wallerstein, N. and Bernstein, E. (1994) Introduction to community empowerment, participatory education and health. *Health Education Quaterly,* 21, 141-148.

World Health Organization (WHO), Health and Welfare Canada (HWC), and Canadian Public Health Association (CPHA) (1996) *Ottawa Charter for Health Promotion.* WHO/HPR/HEP/95.1, WHO, Geneva.

World Bank (1998) *World De elopment Report 1998: Knowledge for De elopment.* Oxford University Press, New York, USA.

World Bank (2000) *World De elopment Report 1999/2000. Entering the 21st Century: The Changing De elopment Landscape.* Oxford University Press, New York, USA.

World Health Organization (WHO) (1998a) Health Promotion Glossary. WHO/HPR/98.1. WHO, Geneva.

World Health Organization (WHO) (1998b) World Health Report. WHO, Geneva.

World Health Organization (WHO) (1998c) Investing in Health Research and Development. WHO, Geneva.

Yeomans, M. (1999) Planet Web: Global Divide. *In The Standard: Intelligence for the Internet Economy* (http://www.thestandard.com/).

Ziegler, J. (1998) How illiteracy drives up health costs. *Business and Health,* 16, 53-54.

©Oxford University Press 2001

〖Health literacy : addressing the health and education divide.
Health Promotion International, 16, 289-297.
©Kickbusch, I.S.〗

第2章

ヘルスリテラシーとは何か?
―その理解を深めるために―

島内憲夫・大久保菜穂子・鈴木美奈子

1
ヘルスリテラシーの定義

　ヘルスリテラシーの定義について、見てみよう。
　Nutbeamは、「ヘルスリテラシーとは、より良い健康状態を促進し、維持する方法に関しての情報にアクセスし、理解し、利用するための個人の意欲や能力を決定する認知的社会的スキルである。」[1] この定義は、Nutbeam自身が中心となって作成したWHOのヘルスプロモーション用語集に記載されており、情報の「入手（アクセス）」「理解」「利用」の3つのプロセスが含まれている。
　Kickbuschは、「ヘルスリテラシーとは、家庭とコミュニティ、職場、ヘルスケア、商業界、政界において、健康のために適切な意思決定ができる能力、人々自身の健康をコントロールする力、情報を探し出す能力、責任をとれる能力を増大させる重要なエンパワメント戦略である。」[2] この定義は、健康情報の活用の場を意識したもので、ヘルスプロモーションのセッティングズ・アプローチ（Settings approach）に関連している。
　また、Soresenは、ヘルスリテラシーの活用分野を「ヘルスケア」「疾病予防」「ヘルスプロモーション」の3つの分野に分けているが、大きく2つに分けることができる。[3]
　1つは、ヘルスケア分野である。これは、病院などの臨床場面における情報やコミュニケーションが中心で、主に健康関連用語の読み書き能力が問われている。
　2つめは、ヘルスプロモーション分野である。これは、公衆衛生分野で活用されているが、ヘルスリテラシーはヘルスプロモーションのアウトカムとして捉えられている。それゆえ、ヘルスリテラシーは、個人や社会を変化させるヘルスプロモーションのための「資源」とみなされている。

我々は、ナットビームとイローナそしてソレンセンのヘルスリテラシーに対する考え方を基本として、次章以降の内容に取り組んでいくこととする。

2
ヘルスリテラシーの形成過程と形成要因

（1）ヘルスリテラシーの形成過程

ヘルスリテラシーの形成過程について、論じる前に、島内が提唱している「健康の社会化」について、みてみよう。

「健康の社会化とは、人々が当該社会における健康知識・健康態度・健康行動の様式を獲得（内面化）し、人生や生活の質（QOL）を高め、真の自由と幸せを獲得していく過程である。」[4]

この定義を援用すれば、「ヘルスリテラシーの社会化とは、人々が当該社会において機能的・相互作用的・批判的ヘルスリテラシーを獲得（内面化）し、人生や生活の質（QOL）を高め、真の自由と幸せを獲得していく過程である。」

しかしながら、すべての人が3つのヘルスリテラシーを獲得していける訳ではない。なぜなら、その獲得の過程には、様々な要因が影響しているからである。

次項で、ヘルスリテラシーの獲得に影響する具体的な要因を明らかにしたい。

（2）ヘルスリテラシーの形成要因

ヘルスリテラシーの形成要因には、個人的な要因と社会的・環境的な要因があり、さらに、市民・患者・保健医療システムの相互作用がある。その具体的な要因をみると、

①個人的な要因
　　年齢、人種、ジェンダー、文化的背景、社会経済的状況、学歴、雇用、収入、リテラシー
②社会的・環境的要因
　　人口動態、文化、言語、環境、政治、ソーシャルサポート、友人や家族、メディアの利用、物理的環境、健康教育、ヘルスプロモーション活動。
③相互作用的な要因
　　市民・患者と保健・医療の専門家の健康に関する知識の違い、相互のコミュニケーション・スキル、保健・医療や公衆衛生制度や仕組みが市民や患者に求めるもの、
　　などが挙げられている。

　ヘルスリテラシーには、①機能的ヘルスリテラシー、②相互作用的ヘルスリテラシー、③批判的ヘルスリテラシーの3つのレベルがあるが、最終的な到達レベルは「③批判的リテラシー」を身に着けることである。この3つのヘルスリテラシーについては、後述する。

(3) ヘルスリテラシーの社会化の担い手
　人々は、ライフコース（人生行路）の中で生じる生・死・健康・病気や幸福・不幸の体験などを通して、機能的・相互作用的・批判的ヘルスリテラシーを獲得（内面化）し、人生や生活の質（QOL）を高め、真の自由と幸せを獲得していくのである。
　この獲得は周りの人々、家族（特に母親）、学校（教師・友人など）、職場（上司・同僚など）、保健医療施設の保健医療従事者（医師・看護師・保健師・歯科医師・歯科衛生士・栄養士など）との関係によって可能となるものである。それ故、特にヘルスリテラシーの社会化をしていく人々（担い手）との関係性

（教育力・指導力・影響力など）に依存している。

　ここで、その担い手の役割について、基本的な考え方を指摘しておきたい。

①家族の役割（特に親）

　　家族の中では、ヘルスリテラシーの資質を高める役割は、両親、特に母親にある。なぜなら、家族の健康教育の役割を母親が担っているからである。

②学校における教師の役割

　　学校では、保健の授業の中でヘルスリテラシーに関わる授業が行われている。中心的な役割は、保健体育教諭と養護教諭にある。

③保健医療従事者の役割

　　医師や看護師は、日常の診療活動の中で、患者とその家族に対してヘルスリテラシーを高める健康教育や指導を行っている。

　　歯科医師や歯科衛生士は、日常の診療活動の中で、特に歯の健康についてのヘルスリテラシーを高める健康教育や指導を行っている。

　　保健所の医師や保健師そして栄養士は、地域住民のための健康講座を定期的に開催したり、医療機関との連携の中で、ヘルスリテラシーを高める活動を展開している。

④マスメディア

　　最後に、マスメディアの重要性を指摘しておきたい。テレビ・ラジオ・新聞そしてインターネットなどで健康情報は氾濫している。過大な健康情報は慎み、人々にとって適切なヘルスリテラシーに関する情報を提供するべきである

3
ヘルスリテラシーの評価

　Nutbeamの論考[5]に従って、ヘルスリテラシーの評価について、見てみよう。

　「多様な集団を対象にする日常の診察場面で臨床医が使用しうるような、手短なスクリーニング手段を提供することを目的に、ヘルスリテラシーの簡便な測定方法が過去20年にわたって検討され、改良され、その妥当性が示されてきた（Davis, 1993 ; Parker 1995 ; Weiss, 2005）。これらの測定は診察場面でのスクリーニングの手段として使うことには適しているが、上記で述べたような認知および社会生活上のスキルの相対的な差異を測るためには概して不十分と言える。すでに使われているヘルスリテラシーの測定手段を発展させ適合させていこうという研究がいくつかの国々で進行中であり、より洗練された（そして複雑な）手段も出現してきている（Chinn 2013 ; Jordan 2013 ; Osborne 2013 ; Sorensen 2013）。」

　これらは個人の「さまざまに異なる情報源からの健康情報にアクセスし、情報源の違いを見分ける獲得した健康情報を理解し、自分のものとする。健康に役立つよう意思決定し行動するために、関連する健康情報を使う際、自信（自己効力感）をもって取り組める複雑さを付与されたことによって、ヘルスリテラシーの測定手段は、概念の枠組みは普遍なままであるものの、ある問題に焦点を絞って開発されてきた。」このように、これらは、「ある特定の集団、問題となっている健康状況、コミュニケーションのメディア、そしてさまざまな国々に特化した方法を含んだものである。」

　ヘルスリテラシーの測定方法の開発によって、低いヘルスリテラシーから高度なヘルスリテラシーの決定要因や影響を詳しく分析することが可能となり、

ヘルスリテラシーをより良いものへと改善するための方法を見つけ出すことができるのである。

ここで、ヘルスプロモーションとの関連で「ヘルスリテラシーのアウトカム」について見てみよう。

(1) ヘルスリテラシーのアウトカム

ヘルスプロモーション活動の直接のアウトカムは、ヘルスプロモーションのアウトカムモデルにあるように3つある。[6] 1つは、「ヘルスリテラシー」であり、2つめは「社会活動と影響」、3つめは「健康公共政策と組織的実践」である。[7]

表1　ヘルスプロモーションのアウトカムモデル

健康と社会の アウトカム	**社会的アウトカム** 生活の質、機能的自立、公平		
	健康アウトカム 罹患率、障害、回避できる死亡率の減少		
媒介する健康 アウトカム （変えられる健康 の決定要因）	**健康的な ライフスタイル** 喫煙、食事、運動、アルコールと違法ドラッグの使用	**効果的な ヘルスサービス** 予防サービスの提供、ヘルスサービスへのアクセスと適切性	**健康的な環境** 安全な物理的環境、サポーティブな経済的社会的状況、良質な食品供給、酒やタバコへのアクセス制限
ヘルス プロモーションの アウトカム （介入効果の測定）	**ヘルスリテラシー** 健康関連の知識、態度、行動の意思、個人的スキル、自己効力感	**社会活動と影響** コミュニティ参加、コミュニティエンパワーメント、社会規範、世論	**健康公共政策と 組織的実践** 政策綱領、法律制定、規制、資源配分、組織的実践
ヘルス プロモーション 活動	**教育** 患者教育、学校教育、メディアによるコミュニケーション	**社会の動員** コミュニティづくり、グループファシリテーション、ターゲットを定めたマスコミュニケーション	**アドボカシー** ロビー活動、政治的組織化、アクティビズム （お役所仕事を克服する）

① ヘルスリテラシー
　　自分の健康的なライフスタイル、効果的なヘルスサービス、健康的な環境、という健康の決定要因を変えられる力である。これには、健康の決定要因に関する知識や理解、保健行動への態度や意欲の変化、明確になった課題に対する自己効力感の向上などが含まれる。
② 社会活動と影響
　　健康の決定要因をコントロールする社会的な活動で、社会に取り残された集団の健康向上させるための努力を表す。
③健康公共政策と組織的実践
　　健康になるための構造的な障壁を克服するもので、政策提言やロビー活動により法的な変化を起こすものである。

ヘルスリテラシーは、介入効果の判定レベルで取り上げられている。具体的には、自分の健康的なライフスタイル、効果的なヘルスサービス、健康的な環境という健康の決定要因を変えられる力である。

(2) ヘルスリテラシーのレベル

ヘルスリテラシーは、3つのレベルに分かれる。1つは、機能的ヘルスリテラシー、2つめは相互作用的ヘルスリテラシー、3つめは批判的ヘルスリテラシーである。[8]

① 機能的ヘルスリテラシー
　　情報を受ける、いわば受け身的な立場でそれらの情報を理解できる能力である。
　　機能的ヘルスリテラシーとは、個人が適切な健康情報（例えば健康上のリスク、医療制度の使い方など）を得、これらの知識を決められた活動の

範囲内で活かしていくことができるために十分な、基本的なヘルスリテラシーのスキルを表すために使用されている用語である。

② 相互作用的ヘルスリテラシー

相互作用的ヘルスリテラシーとは周囲の人々とうまくコミュニケーションができること、つまりサポーティブな環境の中でうまく立ち回れる能力で、知識に基づいて自立して行動したり、周囲の人からもらったアドバイスに基づいて意欲や自信を向上させられるものである。

また、個人がさまざまなコミュニケーションの形式（対人的な、あるいはマス・メディアといった）から情報を抽出して意味を引き出し、新しい情報を使って状況を変化させようとすることを可能にする、より高度なリテラシー能力を表す。このようなスキルによって個人は新しい情報にたいして自主的に振る舞うことができ、また医療従事者といった情報の提供者とも自信を持って関わることができる。

③ 批判的ヘルスリテラシー

批判的ヘルスリテラシーは、情報を批判的に分析し、その情報を日常の出来事や状況よりコントロールするために活用できる能力をもとにしたもので、健康を決定している社会経済的な要因について知り、それらに影響を与えるために社会的・政治的な活動ができる能力である。

他の社会的技能とともに、情報を批判的に分析したり、人生における出来事や状況をコントロールしたりすることに適用することが可能となる、さらに高度な認知能力を表す。

「このような分類によって、より基礎的なヘルスリテラシーからより高度なヘルスリテラシーへという段階が、意思決定におけるより高い自律性や個人のエンパワメントにつながっていることを示している。次の段階へ進むかどうかは、認知的な発達だけに依るのではなく、様々な形式の情報（内容においても媒体においても）にさらされているかどうかにも左右される。また、健康に関する

コミュニケーションにきちんと応じられるという自信があること——これは一般に自己効力感（セルフ・エフィカシー）と呼ばれている——、にも依っている。」9)

　ここで、米国のNPO「Just Health Action」が、若者に批判的ヘルスリテラシーを教える活動で成果を上げているので、みてみよう。
「健康格差の原因となっている社会的・政治的・環境的・経済的な状況、すなわち健康の社会的決定要因を変えるための活動方法について学習する活動であり、世界にも例をみない。大学の国際保健、公衆衛生、工学、都市計画などのコースや高校の他にも、クリニック、保健・医療機関、公衆衛生部局などで教えている。健康教育の専門家で構成される諮問委員会があり、コミュニティの専門家と一緒に教えることでカリキュラムの適切性を保証している。また、健康の不公平に関する研究も実施していて、研究歴のあるインターンもいる。
　この教育は、次の4つの要素で構成される。
『健康は人権である』と理解して、健康の社会的決定要因を教える（知識）、学生自身が社会変化の主体であるという方向性を見出すための活動（行動指針）、健康の社会的決定要因に働きかける戦略やアドボカシーのツールを教える（ツール）、健康の公平を進める活動を開発して実施する支援をする（活動）、となっている。」10)

(3) ヘルスリテラシーの改善

　Nutbeamの論考に従って「ヘルスリテラシーの改善」方法についてみてみよう。11)
「ヘルスリテラシーは教育を通して改善させることが可能であるし、また測定可能な健康教育の成果としてみなすことが可能である。それはちょうどリテラシーの測定が学校教育の成果を評価する一つの方法として使われているのと同じである。

　先ほど述べた通り、ヘルスリテラシーの改善は、健康上の意思決定において

より大きな自律性を発揮できるような知識とスキルの変化を通して測定可能である。この知識と関連した技能は、公的な健康教育や個人のニーズや状況に応じてデザインされた患者教育を通して発展させることができる。どんな形態の教育でもそうだが、教育方法や媒体や教育内容が大きく異なれば、学習の成果やそれに関連して生じる健康アウトカムもまた異なる結果となる。

図1（Nutbeam 2009）は臨床ケアにおけるヘルスリテラシーの改善と、低いヘルスリテラシーによって引き起こされる事態をよりうまく管理していくための概念モデルの概観を示している。これはアメリカの研究者の結果に基づくものである（US Institute of Medicine, 2004, Baker 2006, Paasche-Orlow, 2007）。

このモデルは低いヘルスリテラシーが臨床ケアにおいてどのように見いだされ、適切に管理されうるかを示している。まず、はじめに、関連する先行知識と、個人の読解力をTOFHLAやNVSといったスクリーニング手段を用いて評価する（Parker 1995 ; Weiss 2005）。

1) このことは、リテラシーの低い人に対する保健医療機関のもつ潜在的な影響に着目し、健康や医療に関するコミュニケーションが行われる文脈の重要性を示している。
2) 保健医療機関と臨床医の意識（気配り）を向上させることによって、保健医療サービスにアクセスしやすくさせ、患者と医療従事者とのコミュニケーションの質を高めることが可能となる。
3) これによって、臨床医は個人のニーズと能力に応じた患者教育を提供しやすくなる
4) すなわち、推奨された臨床ケアを着実に実行する患者の力（知識、意欲、自信）の向上につながる可能性が高い。
5) これによって、臨床ケアがうまく実行され健康アウトカムの改善につながっていく。

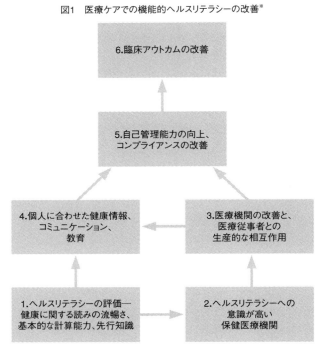

図1 医療ケアでの機能的ヘルスリテラシーの改善[※]

　図1は特に臨床場面において、機能的なヘルスリテラシーを改善するにはどうしたらいいか、をうまく概観している。リテラシースキルがいかに発達していくのか、日常の健康に関する意思決定においてこれらのスキルを適応することがどのように可能となるのかについて焦点をあてている。また保健医療機関が改善されることによって、患者と医療従事者とのコミュニケーションの質が高まることの重要性を強調している。診察の時間は限られているため、そこでのコミュニケーションは、健康上のリスクや服薬と保健医療サービスの使い方について事実を羅列するような情報を提供するだけにとどまりがちである。このようなタイプの患者教育は処方された薬の使用のコンプライアンスを得ると

いった、限定された結果を導きやすい。診療場面での患者教育はまた、慢性疾患をうまく自己管理していくのに必要な幅広い知識とスキルを発展させていくことにも貢献しうるものである。しかしながら、臨床場面における患者教育の制約はしばしば、そこで使われている教育方法が、相互作用が活発になるコミュニケーションや、意思決定における高いレベルの自律性を支援することに寄与しないことである。こういったタイプの患者教育、とりわけ機能的ヘルスリテラシーや関連する臨床アウトカムの改善を意図したものの例は増える一方である（Sheridan 2011）。

相互作用的なヘルスリテラシーを改善するためには、より高度な認知およびリテラシーのスキルの発達を意図した教育方法を用いることが必要となる。こういったスキルは個人が自主的に関連する健康情報を得たり、その情報から意味を取り出したり、さらにそれを個人的あるいは家族の健康状況に適用したりすることを可能とする。これは、得られた情報やアドバイスに従って行動する自信を高めるような、より相互作用的な形の健康教育に基づいている。このようなアプローチはしばしばより多くの時間を必要とするし、また、より組織化された教育環境やよくデザインされたオンラインの学習プログラムを通して提供するのに適している。最近の学校の健康教育プログラムの多くや、非常に力を入れて作られている成人教育プログラムや、うまく構成されている患者教育のプログラムの中にいい見本がある（St Leger, 2001 ; Department for Education and Skills, 2006 ; Skre 2013 ; Perry, 2014）。

批判的ヘルスリテラシーを改善するには、もっとも高度な認知およびリテラシーのスキルの発達を促進する教育的方法と内容が必要となる。これらは個人が様々な情報源の質を見極めたり、その意味と適切さを批判的に分析したり、様々な健康を決定する因子をコントロールするために情報を使用することを可能とする。健康教育はより相互作用的なものとなり、結末があらかじめ決められたようなものではなくなるだろう。健康の個人的および社会的決定要因に取り組めるよう健康に役立つ様々な行動を行うことを支援するための、情報のコ

図2　相互作用的ヘルスリテラシースキルと批判的ヘルスリテラシースキルの発展[※]

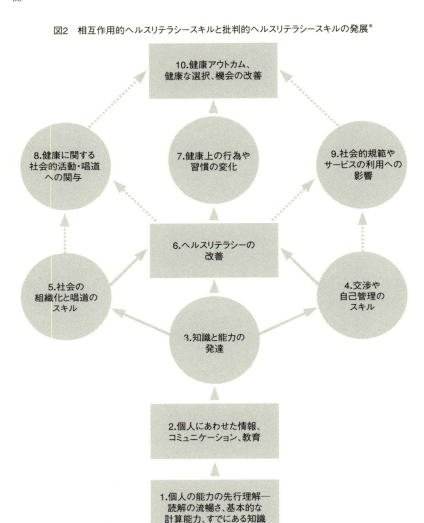

※出典：Nutbeam D. The evolving concept of health literacy. Social Science & Medicine, 2008 67, 2072-2078

ミュニケーションとスキルの発達を含んだものになるかもしれない。この場合の健康教育は、健康の社会経済的な決定要因に影響を及ぼし得る個人や地域社会の力を高めることを目的とするだろう。批判的なヘルスリテラシーの改善を目的とした介入の例はそれほど多くない（Steckleberg, 2009；Mogford, 2011；Inoue, 2013）。

　ここから、健康教育の内容は個人の生活習慣の変容や疾病の自己管理方法へのコンプライアンスの改善だけを目的としてはならないということが示唆される。健康教育は健康の社会的決定要因への気づきを高め、これらの決定要因を変更することにつながるかもしれない行動を奨励するためにも行われるのである。患者教育に関しても、教育内容は疾病の自己管理に関する真の選択肢、医療従事者と共同で意思決定することを可能とするスキルの発達、そして医療制度を効果的に使っていく能力を含む幅広いものにできる可能性がある。

　このような意味での健康教育の内容の広がりは、教育やコミュニケーションの方法にも影響を与えるものであり、健康教育者に、個人的な経験に基づいたり、相互作用や参加や批判的な分析を促すようなやり方でコミュニケーションを行うことを課す。教育そしてコミュニケーションにおけるこのようなアプローチは、低いリテラシーの人にも高いリテラシーの人にも当てはまり得る成人教育の確立された原則に基づくものである（Imel, 1998）。

　図2は図1で述べたモデルの土台の上に成り立っている。図1と同じく、先行知識と能力の認識（1）から始まり、その人に合った健康教育とコミュニケーションにつながる（2）。この時点で、モデルは大きく変わっており、健康教育の目的は、関連する個人の知識と能力（3）と対人的社会的スキル（4、5）の発達にあることが示唆されている。図2ではヘルスリテラシーは、アウトカムに影響しうる要因ではなく、教育とコミュニケーションのアウトカムなのである（6）。

　このように、よく発達したヘルスリテラシーをもつ人々は、個人的な行動のみならず健康に関する社会的な活動も含めた健康を増進するための幅広い活動

に従事することが可能となるスキルと能力を持ち（7）、他の人に健康的な意思決定をさせる、例えば禁煙や、予防検診プログラムに参加するよう影響を与える能力を持つ（8、9）。

この結果は単に健康アウトカムの改善だけでなく、健康に関するより広範囲な選択肢や機会が得られることにつながる（10）。」

4
ヘルスリテラシーを高める健康教育的支援方法

ここで、ヘルスリテラシーを高める健康教育的支援方法について、考えてみよう。

（1）教育の捉え方
その前に、我々が「教育」をどのように捉えているのかについて、基本的な考え方を示しておきたい。

教育とは、「ある人間を望ましい姿に変化させるために、心身両面にわたって、意図的、計画的に働きかけること。知識の啓発、技能の教授、人間性の涵養などを図り、その人のもつ能力を伸ばそうと試みること。」である。[12] 教育は、いわゆる、産婆術であり、その人の可能性を引き出すことが大きな眼目である。

いずれにしても、「教育とは、人が社会で自立していくための支援」という意味がある。「究極の教育の姿は、教育を受ける側が『誰かに教えてもらった』と感じるのではなく、『自分で答えを見つけた』『自分で解決できた』と感じることにある。これは、学術的な概念からすれば、"self-esteem"や"self-efficacy"にもつながる教育手法、効果の基本である。」[13]

　また教育の目的は、道徳主義と機能主義によって大きく異なる。道徳主義は、アリストテレスに代表されるように、政治や社会、道徳や倫理と言った教育の外にあるものから教育の目的を定める。機能主義は、デューイに代表されるように、教育それ自体が上手くいくように教育目的を定める。

　いずれにしても、教育は、カントが述べているように「人は教育によって人間になる」のだから、人間になることをためらっている多くの人々、特に若者がいる現代社会において、教育は必要不可欠なのである。

（2）健康教育のねらい

　前項において、教育についての基本的な考え方について、我々の考え方を述べたので、さらに進んで、ここで、宮坂忠夫の論考に従って、1）日本医師会、2）WHO、3）アメリカ公衆衛生協会、4）グリーンの健康教育についての定義を概観することによって、そのねらいを明らかにしていきたい。[14]

1）日本医師会

「健康教育は、生命の尊厳を前提とし、人々が人類生存の基本的価値である健康の意義を十分に理解し、健康生活に対する意欲と能力を高め、個人、家族、地域の生活集団などの責任と連帯において生涯にわたる包括的な健康生活を実践し、人間としてのすべての活動の基礎を固めることを目的とするものである。」

2）WHO

　健康教育ということばには、たくさんの意味があるが、大別すると2種類になる。その最も広義のものは、健康に関する態度や行動に影響する、個人・集団・地域住民のすべての経験を含むだけでなく、そのような影響を与えるための努力や過程を含むものである。一方、比較的に狭義の場合には、健康教育は、上述のすべてを網羅するような経験・努力・過程のうち、意図的に計画された

(Planned) ものだけを意味する。[15]

3）アメリカ公衆衛生協会

　健康教育は、理知的、心理的、社会的な側面を含む過程であって、人々の、個人や家族やコミュニティの健康（well-being）にかかわる。良識的な決定をする能力を増加する活動に関連する過程である。この過程は、科学的な原理に基づいているものであって、子供や若者を含む対象の人たちだけでなく、保健の専門家にとっても、学習と行動の変容を促すものである。この定義の特徴は、「個人・家族・コミュニティの健康にかかわる良識的な決定をする能力」と、「健康教育をする側にも教育的効果がある」と主張している点にある。[16]

4）グリーン

　健康教育とは、健康のためになる行動の、自由意志による適合（実践）を促進するために、種々の方法を組み合わせて計画的に使うことである。[17]

5）日本健康教育学会

　日本健康教育学会は、一人一人の人間が、自分自身や周りの人々の健康を管理し向上していけるように、その知識や価値観、スキルなど資質や能力に対して、計画的に影響及ぼす営みです。この営みは、学校、地域、産業などの資質や様々な場面で、また、教諭、養護教諭、栄養教諭、医師、歯科医師、薬剤師、保健師、助産師、看護師、管理栄養士、栄養士、歯科衛生士などの様々な職種の人がかかわり、食事、運動、喫煙、ストレス、病気やけがなどの様々なテーマに関して行われます。

　健康教育は、単に健康について教える教育ではありません。なぜなら、健康は、学ぶことにも意義があるでしょうが、獲得することにより大きな意義があるからです。健康を獲得することはすべての人の基本的な権利といえますが、健康自体、それぞれの人の生き方と強く結びついていきます。したがって、他人から与えられるのではなく、自分自身で、あるいは自分たちで求め獲得することが基本となります。その意味で、健康教育には、医療処置や環境衛生などの教育以外の健康の営みとは異なる大きな役割があるのです。

現代において、健康教育は、その営みを政策立案や環境づくりにまで拡大したヘルスプロモーションと切り離しては語れなくなっています。日本健康教育学会は、それらに関する原理や内容、方法などに関して研究や実践研究を行う学会なのです。（日本健康教育学会）[18]

　最後に、健康教育のねらい・目的について、論じ、この章を終えたい。
　健康教育とは、心身の健康の保持増進を図るために必要な知識及び態度の習得 に関する教育である。その健康教育のねらい・目的は、対象者が望ましい方向に行動を変容し習慣化することである。個人の行動変容のためには、必要な知識の習得と理解、並びに望ましい態度の形成が必要である。このことは、KAPモデル、KABモデルで説明されている。すなわち、知識（Knowledge）の習得が態度（Attitude）の変容をもたらし、行動（Practice, Behavior）が変容するというモデルである。しかながら、知識の習得だけでは行動変容が起こらないことが明らかになるにつれて、態度が注目されるようになってきた。
　そのような状況の中、ヘルスビリーフモデル（保健信念モデル）や社会的学習モデル（自己効力感）などが登場して、ますます態度への関心が高まっていった。
　その後、グリーンがこれらのすべての要因・要素を組み入れたプリシード・プロシードモデルを提案してきた。
　いずれにしても、ヘルスリテラシーを高める健康教育的支援方法の基本課題は、この態度・行動を如何に変容させるかにかかっていると言っても過言ではない。

（3）ヘルスリテラシーを高める健康教育的支援方法
　最後に、ヘルスリテラシーの3つのレベルは、①機能的ヘルスリテラシー、②相互作用的ヘルスリテラシー、そして③批判的ヘルスリテラシーである。以下、順次ヘルスリテラシーを高める健康教育的支援方法について、考えてみよ

う。

① 機能的ヘルスリテラシー
　機能的ヘルスリテラシーは、情報を受ける、いわば受け身的な立場でそれらの情報を理解できる能力であるが、このレベルでの健康教育的支援方法は、新聞・ラジオ・テレビ・インタネット等で流れてくる情報を適切に受け取ることができるように情報収集の方法を提案することである。

② 相互作用的ヘルスリテラシー
　相互作用的ヘルスリテラシーは、周囲の人々とうまくコミュニケーションができること、つまりサポーティブな環境の中でうまく立ち回れる能力で、知識に基づいて自立して行動したり、周囲の人からもらったアドバイスに基づいて意欲や自信を向上させられるものであるが、このレベルでの健康教育的支援方法は、コミュニケーション能力を身に着け、Self-esteem そして Self-efficacy を高めるための様々な教育機会を設けることである。

③ 批判的ヘルスリテラシー
　批判的ヘルスリテラシーは、情報を批判的に分析し、その情報を日常の出来事や状況よりコントロールするために活用できる能力をもとにしたもので、健康を決定している社会経済的な要因について知り、それらに影響を与えるために社会的・政治的な活動ができる能力であるが、このレベルでの健康教育的支援方法は、公私の様々な健康支援や健康づくり活動への参加を企画し、その中でグループ・ディスカッションやコミュニティ・オーガニゼーション活動の実践経験の機会をつくることである。

5
おわりに

　以上、1．ヘルスプロモーションの定義、2．ヘルスリテラシーの形成過程と形成要因、3．ヘルスリテラシーの評価、4．ヘルスリテラシーを高める健康教育的方法について、論じてきた。

　本章において、ヘルスリテラシーについての基礎的知識とその応用について理解できたものと思われる。

　しかしながら、大変重要であるが、本章で扱えなかった課題が2つ残されている。

　1つは、ライフステージ別のヘルスリテラシーの健康支援方法である。

　ライフステージ別、乳幼児期、少年期、青年期。成人期、高齢期別のヘルスリテラシーの課題に応じた健康支援方法である。

　2つめは、家族・学校・職場・病院・地域におけるヘルスリテラシーを活かしたヘルスプロモーショ活動の課題である。

　この2つの課題は、ヘルスリテラシーの社会化のプロセスの中で、1つは「Life-long Approach（生涯にわたる健康課題と学習方法）」であり、2つめは「Settings Approach（生活の場での課題と学習方法）」を意識した、ヘルスリテラシーのレベルに合わせたヘルスプロモーション活動である。この点については、別の機会に論じることとする。

〈引用文献〉

1) Nutbeam D.Health literacy as a public health goal:a challenge for contemporary health education and communication stragies into the 21st century. Health Promotion International. 2000：15（3）：349-67.
 *Nutbeam, D., Health promotion Glossary. Health Promotion International 1998；13：349-64
2) Kickbusch I.Maag Francisco, C.A.：JOSSEY BASS, 2006.
3) Sorensen K, Van den Broucke S, Fullam J. Doyle G. Pelikan J, Slonska Z, Brand HLHLS-EU）Consortium Health Literacy Project European. Health literacy and public health：a systematic and integration of definitions and models BEM Public Health. 2012；12:80
4) 島内憲夫・鈴木美奈子：健康社会学講義ノート、14、2016.
5) Don. Nutbeam（石川ひろの監訳・土屋明日香翻訳）：ヘルスリテラシーの定義・測定・改善、日本総合健診医学会　第43回大会特別講演、4、2015.
6) Don Nutbeam：Health Literacy as a public health goal：a challenge for contemporary health education and communication strategies into the 21th century: Health promotion International 2000：15（3）；259-67. 中山和弘：第1章　ヘルスリテラシーとは、福田洋・江口泰正編著：ヘルスリテラシー〜健康教育の新しいキーワード〜、大修館書店、10、2016.
7) 前掲書6）、10.
8) 前掲書6）、11-12.
9) 前掲書5）、4.
10) 前掲書5）、13.
11) 前掲書5）、5-7.
12) デジタル大辞泉、小学館、2015.
13) 江口泰正：ヘルスリテラシーと健康教育、福田洋・江口泰正：ヘルスリテラシー健康教育の新しいキーワード、61、2016.
14) 宮坂忠夫・川田智恵子・吉田亨：健康教育論、5-8、メヂカルフレンド社、2012.
15) WHO：Techn. Rep. Ser., No432, Research in Health Education, Report of a WHO Scientific Groupe, 1969, P5.
16) New definitions, Joint Committee on Health Education Terminology, Health Education Monographs No.33. Society for public Health Educations, Inc. 1973.

17) Green, L .W. et al. : Health Education Planning-A Diagnostic Approach, p.xiv, Mayfield Publishing Co., Polo Alto. 1980.
18) 日本健康教育学会　公式ホームページ　nkkg.eiyo.ac.jp

〈参考図書〉
1) 福田洋・江口泰正編著：ヘルスリテラシー〜健康教育の新しいキーワード〜、大修館書店、10、2016.
2) Nutbeam, D and Elizabeth, H（島内憲夫編訳）：ナットとハリスのヘルスプロモーション・ガイドブック、垣内出版、2003.

あとがき

ヘルスリテラシーとの出逢い

　私は、2004年に開催された日本ヘルスプロモーション学会第2回学術大会にておいて、当時シドニー大学副学長のドン・ナットビーム博士（Don Nutbeam PhD）の特別講演でヘルスリテラシーについて学び、大きな衝撃を受けた。その時が私とヘルスリテラシーとの出逢いとなる。本講演では、Ⅰ.健康教育の起源、Ⅱ.健康教育・ヘルスプロモーション・ヘルスリテラシーの関係、Ⅲ.ヘルスリテラシーとは何か？、Ⅳ.ヘルスリテラシーに関するWHOの定義、Ⅴ.ヘルスリテラシーのモデルについて述べられたが、特に私は、ヘルスリテラシーの類型と題して、ヘルスリテラシーには、機能的ヘルスリテラシー、相互作用的ヘルスリテラシー、批判的ヘルスリテラシーの3つのレベルがあることを知り、ワクワクした気持ちを抱いたことを今でも覚えている。（詳細は、ヘルスプロモーションリサーチVol.4. No.1 p26-37を参照。）

　当時、私は順天堂大学大学院博士後期課程を修了、博士（スポーツ健康科学）の学位を取得した年であった。そして、島内先生のご紹介により、聖路加看護大学看護実践開発研究センター（現聖路加国際大学研究センター）にて川越博美先生のもとで博士研究員として大変お世話になった。その後、COE研究員を経て、教員として、聖路加にて看護師・保健師養成の学部教育、助産師養成の大学院教育に携わった。いずれも健康教育・ヘルスプロモーションという観点から教育をしてきたが、その枠組みの中で、ヘルスリテラシーは大変重要な位置づけがなされていた。

　今回、Health literacy : addressing the health and education divideと題したイローナ・キックブッシュ博士（Irona Kickbuch PhD）の章を担当させて頂い

た。大変興味深いことがたくさん記述されており、私自身、心の中で大きな変革が起きた。なかでも、特に印象に残った箇所は6. HEALTH LITERACY IS ABOUT EMPOWERMENTにおける、文頭である。キックブッシュ博士は、「健康もリテラシーも両方ともにダイナミック（動的）な概念」であるとし、また、「『健康』は社会システムであり、あらゆる構成要素を含み、ますます複雑になってきている。」とも述べている。まさにその通りだと感じている。というのも、現在、私は保健体育科教員、特別支援学校教員、養護教諭、衛生管理者など、生活の場で言えば、学校、職場、地域で、またライフスタイルの視点から言えば、子どもから大人、高齢者までの健康をつかさどる職に就くであろう学生に対し、健康教育学を教えており、時代の変遷にともない、このように複雑になってきている健康を洞察しながらも、しっかりと個々人に向き合っていく必要があると強く感じているからである。

　日本における健康教育の歴史的背景を鑑みると、健康教育の第一人者である東京大学医学部保健学科の宮坂忠夫先生と同門である山本幹夫先生が、順天堂大学体育学部健康教育学専攻をつくられ、東大の宮坂先生は、健康教育の目的を幅広い意味で「健康の保持増進」としたが、健康教育固有の目的として、知識・態度・行動の重要性も唱えた。宮坂先生と、その双璧をなす山本幹夫先生は、ロジャースの人間生態学の考え方を健康教育学の分野に導入した先生である。これは結果的に、学際的アプローチの必要性を生み出した。山本幹夫先生がつくられた順天堂大学オリジナルの健康教育学に基づき、私は学部時代から健康を学際的に学ぶことができた。そのことが、WHOの21世紀の健康戦略であるヘルスプロモーションを考える際に大変大きな影響を及ぼした。今回のヘルスリテラシーを考える際にも同じことがいえる。

　今後も、学校・地域・職場・病院・助産院等さまざまな生活の場で生じる健康問題について、乳幼児から高齢者まで幅広いライフステージを対象に、一生涯にわたりいきいきと健やかに過ごすため、自ら主体的に健康行動をとれるよう支援することを目的にQOL向上に向けた健康教育のアプローチについて探

究を深めていきたいと思っている。

　最後に、21世紀の健康戦略としてWHOから提唱したヘルスプロモーションの創案者であるキックブッシュ博士とナットビーム博士から本翻訳をご快諾頂き応援して下さったことに深く感謝申し上げる。そして、この翻訳のチャンスを与え、私の心に大きなギフトをくださった島内憲夫先生、そして共著者であり、同志の鈴木美奈子先生に深くお礼申し上げたい。　最後に、校正に際して、懇切丁寧にご指導下さった垣内出版の峯亜矢氏に心より感謝申し上げたい。

平成29年6月1日
大久保菜穂子
ユーカリが丘にて

　ドン・ナットビーム博士（Don Nutbeam PhD）は、イローナ・キックブッシュ博士（Irona Kickbuch PhD）と共にヘルスプロモーションの立役者であり、私のヘルスプロモーション活動と研究の中で多くの影響を与えてくださった心から尊敬する人物である。

　ヘルスリテラシーは1998年Health Promotion glossary（WHO）の中でナットビーム氏により定義されているが、実際に意識し始めたのは、2004年に編訳者の島内憲夫先生を学会長とする日本ヘルスプロモーション学会の第2回学術大会において、ナットビーム氏をお招きし「ヘルスリテラシーと世界のヘルスプロモーション戦略」をテーマに特別講演をいただいた時期であろうと記憶している。初めてお会いした頃にはナットビーム氏がHealth promoting school（健康な学校づくり）を専門とされていたイメージも強く、私にとってヘルス

リテラシーとは、健康教育的視点での重要なトピックスという感覚であったため、その考えを改めさせていただいた貴重な機会であった。

　その翌年の2005年にはヘルスプロモーションに関するバンコク憲章において、ヘルスリテラシーが5つの主要な戦略（プロセス）のうちの一つとなる"能力形成"の中で位置付けられ、世界中の専門家により、ヘルスプロモーションの重要なコア概念の一つとして様々なセッティングズ（生活の場）の中で広まりを見せてきている。

　日本においてヘルスリテラシーが注目されてきている要因の一つとしては、情報化社会における医学・保健・健康情報の流出が大きいだろう。SNS等で情報は一瞬で拡散する昨今、身近な場面においても、医療の現場の保健医療従事者のみならず、地域、学校、企業といった様々なセッティングズ（生活の場）での専門職や健康支援者たちにとって自身の専門的スキル向上と共に、生活者視点での流行の把握や理解が求められる場面も多いのではないだろうか。ニュースや情報番組、新聞、雑誌などのメディアにアンテナを向けて「〇〇で見たんだけど」「〇〇で聞いたんだけど」という対象者からの意見や質問への対策に時間をかけている専門職も少なくないと思われる。個人的にも地域住民に講師としてヘルスプロモーションの講座を行っていた際に「牛乳は本当に飲んではいけないのですか？」と質問を受けた経験がある。栄養学や食に関する健康をテーマとしていたわけではなく、健康とボランティア軸とした内容であったため一瞬頭が真っ白になったことを覚えているが、今思うとこの質問をされた方は、自分の中で得た様々な情報の中から、何らかの疑問を持ちつつもそれを確認する場がなかったのではないかと推察する。そのように考えると、私たちは個人のスキルはもちろんのこと、そのような疑問を放出する場、質問をすることができる・しやすい環境づくりをしていく必要があると強く感じた。その結果が"スパイラル的"に個人のリテラシーレベルをより高めていくことになるのである。残念ながら、他国と比べると公での情報管理や制約などは緩く、リテラシーレベルも低いという現状があるが、単純に個人スキルの有無に焦点

を持つのではなく、家族や地域での人的支援も含めた環境整備やより広義でのソーシャルシステム開発、社会制度等の充実なども視野に入れた発展が求められている。

　一方で、健康社会学的（ヘルスプロモーション）な視点からあえて個人に焦点をあててみる。するとヘルスリテラシーは、人々の誕生と共に芽生え、成長の中で、育まれていることに気づかされる。このプロセスを「ヘルスリテラシーの社会化」とすると、このプロセスの中で形成されるヘルスリテラシーを①Life-long Approach（生涯にわたる健康課題と学習方法）と②Settings Approach（生活の場での課題と学習方法）によって、追及・開発していく必要があるだろう。これはまさにヘルスプロモーション活動としての二つの軸である。ここで重要なのは①を現時点での個人と見るだけではなく、過去・現在・未来といった一生涯で見つめること、②セッティングズアプローチ（分野間協力）の元でヘルスリテラシーがより効果的に機能することが期待できるということである。そのため、ヘルスリテラシー教育は人々にとって、生まれたときから始まっているといっても過言ではない。個人のスキルを高めるのみならず、私たちの生活を取り巻く様々な社会環境の中で、メディアリテラシー、市民リテラシー、社会リテラシーを高めていくことが結果的にヘルスリテラシーを高めていくことにもつながっていくという視点からも検討していくべきであろう。そのためにも、ヘルスプロモーション活動の一部としてヘルスリテラシー教育がより生かされるということを忘れてはならないと改めて実感した。

　今回私が関わらせていただいた、ナットビーム氏の論文は20年近く前のものであるが、その存在と世界的にも大変大きく、現在も輝きを放っている。Health Promotion International誌の歴史において最も多く引用されており、ヘルスリテラシー領域においても数本の指に入る引用数を持つことからも、まさに真髄といえるものであろう。ヘルスプロモーションを世に届けた立役者であり、本書の軸となっている論文の筆者であるナットビーム氏とキックブッシュ氏のお二方には、それぞれの論文の翻訳についてご快諾してくださると共に、

ご支援くださったことを大変光栄に思うと共に、心からお礼申し上げたい。

　最後に、本書の出版にあたり、対話の中からともに学び、高めあうことができたのは編訳者の島内憲夫先生と同僚の大久保菜穂子先生のおかげである。そしていつもご丁寧に真摯に向き合い、私たちをファシリテートしてくださった垣内出版の峯亜矢氏に心から感謝申し上げたい。

平成29年6月1日
鈴木美奈子
さくらキャンパスにて

付　論

健康と幸福のルネサンス
―未来社会へのメッセージ―

島内憲夫

出典：第100回健康管理研究協議会

Mortal being

　今日のテーマは、健康と幸せです。健康と幸せを考える時、生と死のことをしっかりと頭に置いたうえで考えなければならないということを、最初に申し上げておきたいと思います。病気をして初めて健康のありがたさがわかるとよく言われます。人生の中で最初の経験ですね。ですから、病気をすると、健康は結構いいものだなと思う。死なない程度に苦しむ、復活できる病気が開発されたならば、人間はすごくいい生き方ができるのではないかという気がします。カール・ヒルティは、病気をきっかけにして「幸福」について考えるようになると言っています。

　いずれにしても、健康を考える時に、病気をしっかりと受け入れていくことが重要ではないでしょうか。幸福についてもその通りで、生と死の線上で、私たちは幸福を感じる時もあれば不幸を感じる時もあるわけですから（図1）、必ず生と死という問題が私たちの目の前に現れてくるわけです。人間は必ず死ぬ、英語ではMortal beingと言いますが、もし私たちが死ぬことがなかったらどういうことになるかと考えると、恐ろしい状況になるかもしれない。自分の意志でなく生まれて、自分の意志に反して死ななければならない。これを私たちは受容して生きているわけです。思わぬ時に私たちは死に直面します。病、事故、犯罪。最近、熊本地震もありました。東日本大震災（3.11）もありまし

図1　生死の線上

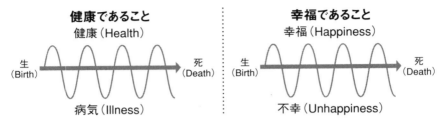

たけれども、そういった災害で亡くなることもあります。いずれにしても死は必ず私たちの前に現れてくるわけです。

　私たちは生まれた瞬間から死への旅人となります。矛盾なのですが、生をもらうことによって死をもらう。生まれない限り、死をもらうことは絶対ないということです。愛する者が自分よりも先に、自分が愛する者よりも先に死ぬかもしれない。これもしっかりと私たちは受け止めておかなくてはいけないのです。愛し合う者は必ず死によって引き裂かれ、別れの時は必ず訪れる。それをいかに克服するか、その力が私たちにあるかどうかが非常に重要なポイントで、ある意味覚悟しておく必要があるということです。きちんとデータをとったわけではないのですが、女性は配偶者が亡くなった後も10年以上しっかりと生き続けると言われています。一方、男性は数年で逝ってしまうことが多い。男性は結構、真面目、心が弱いのかなと思います。

健康と幸福の概念

　死は幸福の意味を教えてくれるわけですが、人は死を免れない存在であり、死があるからこそ人は限られた時間の中で幸福に生きようとする。と同時に人は、愛する人に囲まれて、幸福な死を求める。幸福な死の瞬間まで生きる意志"will"、この"strong will"を持ち続けることがとても重要なポイントなのだ

と思います（表1）。生き続ける、生きるということを私たちはどのように考えていくか。死を意識した後、何らかの「生きていてよかった」と心の底から叫べる心地よい体験「至高体験」を経て、「素直でしたたかな人生観」へと転換する。がんや障害があっても「生

表1　死は、幸福の意味を教えてくれる！

- 人は死を免れない存在である。(Mortal being)
- 死があるからこそ、人は限られた時の中で幸福に生きようとする。
- と同時に人は、愛する人に囲まれて、幸福な死を求めるのである。

◆大事なことは幸福な死の瞬間まで、生きる意志（will）を持ち続けること！

きていける、生きていってもよい」という知恵が涌いてくる。その究極は、「生きる意味」への気付きにある。そのようなことを永田勝太郎先生が「〈死にざま〉の医学」という著書の中で述べています。[1]

今日の私の話の中で、大変重要なポイントです。健康と幸福はともに、人々の人生・生活を支える概念として、しっかりと受け止める必要があります。誰のための健康なのか、幸福なのか、これも大事な視点です。健康と幸福の見方・捉え方は極めて個人的、主観的なものであり、一人ひとりの人生と生活の中で培われてきたものである。その経験に耳を傾け、深く考察すれば、その本質に迫ることができ、一人ひとりに寄り添ってそれぞれの「健康と幸福」を支えることが可能となる。健康と幸福は奇跡を起こす概念ではないかとも考えています。

健康と幸せへの社会的支援

ノーベル経済学賞を受賞されたインドの経済学者、アマルティア・センの考え方に私は賛同しています。幸福であるか否かは、ケイパビリティの中から、「自分のなりたいもの」や「したいこと」に沿って、自分が望ましいと思う状況や行動を実現できる程度に依存すると述べている。ケイパビリティの中から、実際に何を望み、何を選択するのかは本人の問題だが、センは、ある個人が存

表2 健康と幸福

Ⅰ. 個人的なもの（私利）：
自分の望み・必要に応じて、
私的努力によって獲得すること。
…基準・水準：極めて私的・個人的なもの

Ⅱ. 社会的なもの（公利）：
私的努力で望みを達成できない人に対して
公的努力によって獲得させてあげること。
…基準・水準：極めて公的・社会的なもの

在する機能を選択できない状況にある時には、社会がそれを補う必要があると考えている。[2] つまり、本人がそのレベルにない時、社会がいかに健康と幸せを支援するかという問題が重要なポイントではないか、ということです。

大きく分けますと、個人的なものと社会的なものというふうに分かれるのではないかと。表2に個人的なものは「私利」と書いてありますが、自分の望み・必要に応じて、私的努力によって獲得すること。特にアメリカは個人主義が徹底していますから、健康と幸福は個人の問題で、社会がそんなものを支援するのはおかしいと言います。では私たちの日本ではどうなのでしょうか。社会的なもの、「公利」と書いてありますが、私的努力で望みを達成できない人に対して、公的努力によって望みを獲得させてあげること。オバマ大統領が健康保険に入っていない4000万人に対して支援体制を考えていたのですが、アメリカのお金持ちはそれを否定していました。どちらが人間的な社会として正しいのか、まさにそこに隔たりがあります。日本の場合は、国民皆保険制度で、世界的視野から見たらいい制度だと思います。しかし北欧三国と比べたら、まだまだ私たちは、恵まれない人に対しての法的制度がしっかりできていない。この点、今日の「健康と幸福」という中で、個人的なレベルで捉えていいのか、あるいは社会的なものとして捉えていかなくてはいけないのか、後のシンポジウムで議論していただきたいと考えています。

ヘルスプロモーションの成り立ち

今日の講演は「健康と幸福のルネサンス」と題していますが、ルネサンスと

いうのはギリシャ・ローマの古典文化を復興する、再生することを意味するフランス語です。私も若かりし頃からこの言葉が大好きで、「原点に立ち返ろう！」と常に思っていることによって、新しい発見が起きるのではと考えています。

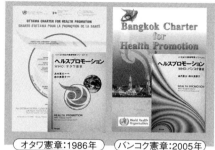

図2　ヘルスプロモーションとは？

オタワ憲章：1986年　　バンコク憲章：2005年

1980年代、ヘルスプロモーションはヨーロッパ地域では、健康のルネサンスと言われていました。1986年にヘルスプロモーションに関するオタワ憲章がカナダのオタワで提唱され、それが現在、大きな社会的ムーブメントとなっているわけです。また1948年に設立されたWHO（世界保健機関）設立時に立ち返り、1946年にニューヨークに世界中の健康の専門家が集まり作成された、「健康とは身体的・精神的・社会的にwell-being（良好な状態・幸福）」という健康の定義を、もう一度考え直そうではないかというのがヘルスプロモーションであると考えていただきたいと思います。

ヘルスプロモーションは、オタワ憲章（1986年）とバンコク憲章（2005年）で大変シンプルに定義されました（図2）。オタワ憲章では「ヘルスプロモーションとは、人々が自らの健康をコントロールし、改善することができるようにするプロセスである」と定義しています。実は1978年にWHOがプライマリーヘルスケアに関する国際会議においてアルマ・アタ宣言を出しています。その時の定義を見ていただければ分かりますが、その時には主役は「人々」ではありませんでした。まだ保健医療従事者である医師、看護師を含めた保健医療の専門家が中心であったわけですが、1986年のオタワ憲章での定義で、はじめて「人々が」という文言が出てきました。それも、自らの健康、一人ひとり

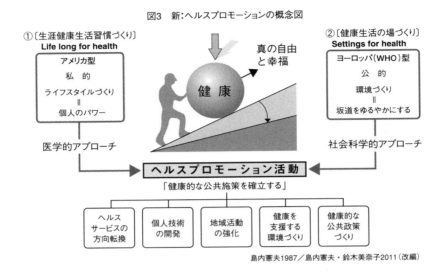

図3　新：ヘルスプロモーションの概念図

島内憲夫1987／島内憲夫・鈴木美奈子2011（改編）

が考える健康をどうやって支援していこうかというふうに移っていったわけです。

　私はその定義を根本にしながら基本形を編み出して、現在は教え子の助教である鈴木美奈子先生と一緒に図3のような形に改編しています。実は平成20年の中央教育審議会答申を経て、平成21年から中学校・高等学校の保健体育のテキストに、この図を基本に改編された図が出ております。またヘルスプロモーションというカタカナ言葉を教えなければいけないということで、現在、保健体育教諭や養護教諭の先生たちが授業で教えているそうです。

　この定義を考えたのが、ドイツのイローナ・キックブッシュ博士で、政治学と社会学を中心に社会科学を専門とする人です。従来の健康の問題というのは、医学を中心に展開されていましたが、このイローナ先生たちが立ち上がって、社会科学からの健康支援方法があるということが1980年代に登場してきたわ

けです。2005年のバンコク憲章で、「ヘルスプロモーションとは、人々が自らの健康とその決定要因をコントロールし、改善することができるようにするプロセスである」と定義されました（図4）。今、WHOでは、social determinants of healthについて世界は考えなくてはいけない、ということが大きな話題になっています。その social determinants of health、つまり「健康の社会的決定要因」ということを言い出したのは、元シドニー大学の副学長、元サウサンプトン大学の副学長であったドン・ナットビーム博士です。このイローナとドンは私の三十年来の友人で、今でも世界をリードしている人たちです。

図4　ヘルスプロモーションの定義

■オタワ憲章の定義（1986.11.21）
ヘルスプロモーションとは、人々が自らの健康をコントロールし、改善することができるようにするプロセスである。

↓

■バンコク憲章の定義（2005.8.11）
ヘルスプロモーションとは、人々が自らの健康とその決定要因をコントロールし、改善することができるようにするプロセスである。

さて、私と鈴木美奈子先生が作ったこのヘルスプロモーション概念図ですが、当初から「健康と幸福」という概念を入れてあります。ところが当時、日本も含め世界では、QOL（Quality of Life）ということがすごく話題になっていて、「幸福」への関心はありませんでした。紀元前の昔から、幸福の問題というのは人間にとって究極のテーマであるということが言われているわけです。そういう意味では、健康ということを追求した結果、その最終的なところに位置するものは、「真の自由と幸福」ではないかと思って、球の先に位置付けておきました。東日本大震災の後、ブータン国王の来日でようやく幸福論が普通に言えるようになりました。私は幸福というものについて昔からその重要性を語っているのですが、科学者と称する人たちから大変ブーイングがあり「何で幸福なんかをテーマにするのだ？」というようなことを言われていました。しかし私は一貫して「いや、そうではない」と。科学こそ何のためにあるのかといったら、「人々の健康と幸せのためにあるのだ」と私は思っていたのですが、よ

うやく厚生労働省も重い腰を上げて、幸福についてのことをテーマとするような時代が来ました。生まれてから死ぬまでの間で、幸福、不幸、健康、病気という問題が、現象として現れているということを思い描きながら、話を聞いていただきたいと思います。

不死による悲しみと絶望

　人間の究極の目的は幸福であるということは、アリストテレスがギリシャ時代からしっかりと語っております。さて、ここで質問させていただきたいのですけれども、皆さんは永久に生き続けたいですか。生き続けたい、生き続けたくない。生き続けたい、という方（拍手なし）。いいえ、生き続けたくない、という方（拍手）。ありがとうございました。どちらか迷うかと思いますが、さすがに答えを知っている人たちとなれば、結論はだいたいこういうことになりますね。多くの人は死を恐れているけれど、永久に生き続けようとは思っていない。これが一つの結論だと思います。

　それは、ガリバーと手塚治虫が言っていることから分かります。まずガリバーは、ラグナグという国に行った時、その国のある地域に不死人間たちが住んでいるという話を聞いて、なんと幸福な人たちだろうと思い会いに行った。しかし、彼が出会ったのは永遠の若さ、永遠の健康を持った人たちではなく、恐ろしいまでに衰えた不死人間たちで、彼らは生きることに希望もなく、絶対に死ねないという前途を悲観し、周りで人々が次々と生まれ死んでいくことに深い嫉妬を抱いていた。

　手塚治虫の「火の鳥」には、不老長寿を願う人間の愚かさが描かれている。不老不死の鳥である火の鳥が人間たちの醜い争いを見続ける物語です。その血を飲めば不老不死になるといわれる火の鳥を、人間たちは必死に追い求めるが、火の鳥はいつも最後には人間たちの手からすり抜けて飛び去ってしまう。しかし、火の鳥は一人の少年に自分の血を飲ませ、不死人間に変える。その瞬間、

少年は自分が自殺もできない身体になったこと気づき、嘆き悲しむ。そして、人類がすべて滅んだ後も、彼はなお衰えながら何千年、何万年と生き続け、最後に彼は「この先わしは何を期待して生きればいいのだ」と叫んでいる。私たちは生と死、この死ということがあるからこそ、健康と幸せについて真剣に考えるようになるのではないかと思います。先ほどお話しました、人間は死を免れない存在であることをまず受容すると同時に、愛する人に囲まれて幸福な死を求める人間関係がすごく重要だと私は考えています。それと同時に、生きる意志"strong will"をどう持つか、持つためにどういう関わりを私たちはしていったらいいのかというあたりが重要なテーマになってまいります。

生きることの意味

高知県出身の寺田寅彦（物理学者・随筆家）は「天災はわすれられたる頃来る」と碑文に残しております。最近熊本でも大きな震災がありましたが、私たちの多くは百年も生きるわけではない。一方震災は百年単位で起きているので、多くの人は忘れてしまいますからなかなか実感が湧かない言葉ですが、今の日本国民は、この言葉をすごくひしひしと感じているのではないでしょうか。ソクラテスはこんなことも言っています。「人はただ生きるのではなく、よく生きることだ」と。ソクラテスが言うとなんとなくわかったような気になりますが、説明してくださいと言われても困りますよね。それぞれ自分で考えなくてはいけないけれど、確かに何か前向きに生きられるような雰囲気になってきませんか。

ビクトール・フランクルというドイツのアウシュビッツから奇跡的に生き延びた人の体験記が残されております。学生の頃、私も読みましたけれど、先ほどご紹介した永田勝太郎さんが言っています。「人はみな、アウシュビッツを持っている」と。「人間誰しも苦しみを持っている。しかし、あなたが人生に絶望しても、人生はあなたに絶望しない」こんな言い方もあります。名前は忘

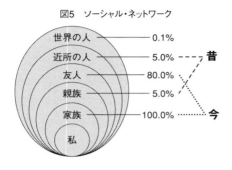

図5 ソーシャル・ネットワーク

れましたけれども、若かりし頃よく聞いていたラジオでパーソナリティーをしていた方の言葉で「希望はあなたを見捨てない、あなたが見捨てるのだ。」(ジョージ・ウエインバーグ) と言った言葉が今でも心に残っています。いずれにしても、私は「人」が重要なポイントではないかと思いますが、「すなわち、あなたを待っている誰かや何かがある限り、あなたは生き延びることができるし、自己実現できる。」という、フランクル博士の奥さんでエリーさんという人の著者宛ての書簡に書いてあった言葉が〈死にざま〉の医学」に掲載されています。あなたを待っている誰か、とはいったい誰なのでしょうか。皆さんちょっと考えてみてください。気持ちを落ち着けて、目を閉じて、自分にとって大切な人を思ってみてください。何人でもいいです。はい、では目を開けてください。皆さんが大切だと想像された人は誰でしょうか。夫、妻、子ども、兄弟等、家族を想像された人は拍手してください。世界中の人たちは100％家族が大事だと思っていますね。では、おじ、おば、甥、姪、親族が大事だと想像された人。昔は100％だったのですけど、これは、今はだいたい5％以下になっています。では今目の前で語っている島内憲夫さんが、心から涙するほど大切だと想像した人…（数人拍手）。まあ普通はないですね。本当に悲惨な出来事がテレビや新聞に出て、世界中で多くの人が亡くなっていますから、本当はみんな毎日泣いていないといけないのですよ。でも泣きませんよね。人間は大事な人の範囲を決めているのでしょう。友達が大事という方も80％くらいはいますね。では最後に、自分の住んでいる町・村、地域の人が大事と想像された方はいますか。これも5％以下になりますね（図5）。健康と幸福について考える時、家族の範囲の中でという

イメージがあると思うのですが、実はコミュニティという所も意識していかないと、本当の意味での健康と幸福を獲得することはできないと私は思います。

Social Capital

　実はSocial Capital（社会関係資本・社会資本）が大事だと言われています。人間の信頼関係とか支え合いが、実は人間を支えているのですが、私たちは大切な人が家族だけで止まってしまう。これが戦後のアメリカの自由主義を基本とした教育の結果なのか分かりませんが、儒教精神が日本にはしっかりとあって、高齢の人を尊敬するとか、地域の人を尊敬するとかがしっかりと叩き込まれていたのですが、それが今なくなっている。そのような意味合いで、Social Capitalについてもしっかりと考えていただきたいと思います。健康と幸福を考える時、組織とか集団とかの信頼関係、助け合いが重要な要素となっていると思います。また私の大事な人といえば家族と飼っているワンちゃんは当然ですが、私は研究者ですので、教え子は大事ですね。特に、私の跡取りの鈴木美奈子先生の存在は大きいですね。東北大学で社会学を修められた恩師の澤口進先生が創設した保健社会学の後を二代目として私が引き受けて、健康社会学に名称を変更して、三代目の鈴木美恵子先生にバトンタッチをしました。実はこれ、「さ（澤口）、し（島内）、す（鈴木）、」で跡取りが決まっているのですよ。澤口進、島内憲夫、鈴木美奈子。鈴木さんは旧姓高村さんでしたから、君は跡取りにならないよ、と言っていたら、鈴木さんと結婚したので、僕の跡取りになれた。こんなことでも結構幸せになりますね。それから、イローナ・キックブッシュさんと出逢ったことが、私が皆さんの前で講演できるきっかけになったと本当に思っています。イローナ・キックブッシュ博士とドン・ナットビーム博士は、30歳前後の時から世界を変えようと立ち上がった人たちで、信念を持って前進するってすごいなと私は思っています。

表3　主観的健康観第1位（千葉県酒々井町:2001）%

	小学生	中学生	大人（18歳～）
1. 幸せなこと	3.9	5.6	5.1
2. 心身ともに健やかなこと	8.1	*12.9	*38.2
3. 仕事（勉強）ができること	0.4	0	4.4
4. 生きがいの条件	2.5	0.6	1
5. 健康を意識しないこと	0	0.6	3.4
6. 病気がないこと	*16.9	*13.5	5.5
7. 快食・快便・快眠	*16.2	*11.8	3.2
8. 身体が丈夫で元気がよく調子がよいこと	*34.9	*37.1	8
9. 心も身体も人間関係もうまく行っていること	0.7	2.2	*13.3
10. 家庭円満であること	0.7	0	5.9
11. 規則正しい生活ができること	3.2	2.8	1.7
12. 長生きできること	2.1	2.2	0.7
13. 人を愛することができること	0.4	0.6	3.1
14. 前向きに生きられること	2.8	3.4	*6.5
合　　計	100.0(284)	100.0(178)	100.0(526)

「自らの健康」の概念

　先ほどお話ししたヘルスプロモーションに関するオタワ憲章の定義「ヘルスプロモーションとは、人々が自らの健康をコントロールし、改善することができるようにするプロセスである。」の中にある「自らの健康」ですが、ここで「自らの健康」というものをどう考えていったらいいのか、皆さんに考えていただきたいと思います。表3、4は私が調べた、日本人の健康に対する考え方なのですが、大人では「心身とも健やかなこと」が一番多いですね。最近は、「前向きに生きられること」、「心も身体も人間関係もうまくいっていること」というのも上位です。医学関係の方は、「病気がなくて長生きできること」を挙げたりしますが、それは医師にとっての一つの目標ですから、これはしょうがないですね。でも国民はそれを超えて、身体だけではなくて、精神的社会的広がりでも健康を捉えている（表5）。だからこそ、幸福と非常に関係してくるということですね。心の問題とか人間関係まで踏み込んで健康を考えていますから、健康と幸福の関係を論じる必要がやはり出てくるのではないでしょうか。

表4　主観的健康観第1位（順天堂大学：2012）%

	1年生
1. 幸せなこと	2.8
2. 心身ともに健やかなこと	**24.9**
3. 仕事（勉強）ができること	**0.4**
4. 生きがいの条件	**8.2**
5. 健康を意識しないこと	**4.6**
6. 病気がないこと	1.1
7. 快食・快便・快眠	1.8
8. 身体が丈夫で元気がよく調子がよいこと	5.3
9. 心も身体も人間関係もうまく行っていること	**23.1**
10. 家庭円満であること	0.4
11. 規則正しい生活ができること	0.7
12. 長生きできること	0.4
13. 人を愛することができること	0.4
14. 前向きに生きられること	**13.2**
合　計	100.0（281）

表5　人々の主観的健康観（島内憲夫）

1.「病気がない、身体が丈夫、快食・快眠・快便、長生きできること」といった**身体的な健康観**
2.「幸せ、健康を意識しない、家庭円満、生きがいの条件」といった**精神的な健康観**
3.「仕事ができること、人間関係がよい」といった**社会的な健康観**
4.「心身ともに健やかなこと」といった**身体的・精神的な健康観**
5.「心も身体も人間関係もうまくいっていること」といった**身体的・精神的・社会的な健康観**
6.「人を愛することができること、何事にも前向きに生きられること」といった**スピリチュアル（霊的・魂的）な健康観**

スピリチュアル・ヘルス

　私は、「健康とは、生命を維持し存続させると共に、幸福な生活や豊かな人生を創っていくという自己実現を達成するための主体的な能力・状態」であり、健康な人は「生きているんだ、幸せだ」と感じる「心の実感力」のある状態であるとも考えています。

　WHOは今スピリチュアル・ヘルスを定義に入れようかどうしようかという十年戦争に入っているのですが、皆さんはどう考えるでしょうか。私は結論から言うと、入れるべきだと考えています。病気や障害がないこと、異常がないことが健康という考え方から脱却する必要があるのではないか。そうでないといつまでたっても健康を手に入れることができない。私が「健康と幸福は、奇跡を起こす、

表6　スピリチュアル・ヘルス

WHO：1999年の総会：
健康とは、身体的・精神的・霊的・社会的に完全な良好な状態であって、たんに病気や虚弱でないとではない。

霊的（スピリチュアル）：
病気や死に直面すると普段考えもしなかったこと「自分は何のために生きているのか？」「死んだあとどうなるのか？」「残された家族は、妻は、夫は、どうなるのか？」について、考え始める。このようにスピリチュアルは、**人間として生きることに関連した経験的一側面であり、身体感覚を超越して得た体験を表す言葉である。**

人々を支える概念だ」と言ったのはここにあります。一人ひとりの健康の考えをサポートする、社会システムを作る必要があると思っているからです。

人が健康を求めるのは、病気や怪我で苦痛を味わいたくないと願うからであり、さらに病気や怪我の先に予想される死を避けたいと願うからです。スピリチュアル・ヘルスの問題というのは、このあたりの状況から登場してきています。WHOは、1999年の総会で健康を次のように定義しました。「健康とは身体的・精神的・霊的・社会的に完全な良好な状態であって、単に病気や虚弱でないことではない」（表6）。霊的という言葉を入れるかどうか。ヘルスプロモーション派のイローナ博士やドン博士や私は入れるべきだということで、すでに提案をしていますが、なかなか解決できない状態です。病気や死に直面すると普段考えもしなかったこと、自分は何のために生きているのか、死んだあとどうなるのか、残された家族は、妻は、夫はどうなるのかについて考え始める。このようにスピリチュアル・ヘルスは、人間として生きることに関連した経験的一側面であり、身体感覚を超越して得た体験を現わす言葉であると言えるのではないでしょうか。スピリチュアル・ヘルスは人生に対する信頼や威信・喜び・本来の自己と関連を考察する、生きる力を生み出す健康の概念であり、人生における目的・意味・自己に対する気付きである。これだけ健康に対する考え方が多様である中で、スピリチュアル・ヘルスを許すことによって、また支援の可能性が出てくるのではないでしょうか。

そういう最中、私と同じ健康社会学が専門のアメリカのアーロン・アントノブスキーという方が、健康創生論ということを出しています。「健康とは『相対的健康』であり、たとえ病気や障害を有していても人間としての全体的な秩序が整っていれば健康であるとする。すなわち、病気や障害があっても人間としての尊厳を保ち、自己実現に向かってポジティブに生き、社会性を維持できてさえいれば、それを相対的健康状態にあると考える」と。医学的な考え方を否定するわけではありませんが、医学的健康論で解決できないことに対して、私たち社会科学が提案しているというわけです。私自身も、「たとえ病気や障害があったとしても、いきいきと生きる、生きようとしている姿の中に'健康'が存在している」と考えています。

　実は4年前、私はスポーツ健康科学部の健康学科長をしていたのですが、学部パンフレットにこのことを書きました。すると、ある学生がこの数行に反応して、入学して私のゼミ（現在は鈴木先生のゼミ）に入ってきました。99％の人はこの言葉には反応しません。まさにピンピンコロリと言われているように元気ハツラツが健康だと考える人です。ではこの学生はなぜ反応したのか。「私の親戚にも障害のある人がいますが、その人と生活している中で、たとえ病気や障害を持っていても社会に適応して生きているという姿を、私は健康だと考えるように思っていたところ、先生が学部パンフレットに書かれたメッセージを読んだので、入学してきました」ということで、そのように考える人もいるということです。まだまだ日本では定着しない考え方ですが、そういうことを認める社会になっていかないと、不幸なことがどんどん起きると私は考えています。

図6　証拠：Evidence

科学的な証拠
（Evidence Based Medicine）
⬇
客観的な健康観（専門家）

物語的な証拠
（Narrative Based Medicine）
⬇
主観的健康観（一般の人々）

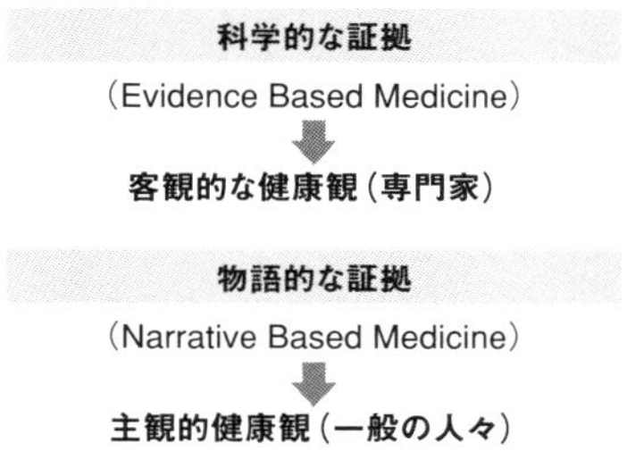

Evidence Based medicineとNarrative Based medicine（図6）。医学は今後も科学的な証拠を追求していくでしょう。しかし社会科学の我々は、まさに物語に基づいたその人の人生と生活を前提として健康と幸福を支える、これが重要な基本ではないかと考えています。

幸福のルネサンス、ギリシャ時代から語られてきました。日本では、明治の初め頃に"Happiness"という言葉が「幸福」という言葉に置き換えられたと言われています。ギリシャ語では"Eudaimonia"（エウダイモニア）が日本語の幸福と同じようなものであると言われています。

「幸福」を感じる時

さて、人生最大の幸せを感じた時は、と聞くと、女性は、結婚した時と子どもが生まれた時とよく言います。ある町長に聞いたら、町長に当選した時と言っていました。でも最近、男性も女性化してきていますね。結構、男性も結婚した時と子どもが生まれた時と答える人が増えてきています。日常生活での幸せはというと、女性の最高の幸せは食べている時。食べることばっかりしていたって健康にはなれないだろう、幸せにはなれないだろうと思っていましたが、やっぱり食べている時が重要だと、この歳（66歳）になって気付きました。朝起きた時に昼に何を食べるか、夜に何を食べるかを考え始める自分がいて、女性に限らず男性、特に高齢男性にとっても食べることはすごく重要だなと思うようになりました。要するに一家団欒が重要だということですね。先ほど皆さんは大切な人は家族だと言いました。幸福のカギは、家族の中にあるなという感じがします。

「幸福」の在り処

では幸福はどこにあるのというと、一人ひとりの中に、私自身の中にあり、大切なあなたの中にある。私は一貫して、人間関係論を前提にして、健康と幸

福のメッセージを皆さんに送っています。目を閉じたら大切だと思う人がいるからこそ、幸福を実感できるのです。さらに言えば、「幸福は、自分自身の心の中に存在するが、関係する他者との間に生まれる"愛（慈しみ）"によって、それは「泉」のように湧き出るものになる」（島内憲夫・鈴木美奈子、2016）。こんなことをいう人もいます。泣くのは一人でできるのだけど、笑うことは一人ではできない。一人でゲラゲラ笑っているのは非常に変だと、新聞に以前出ていたことがありました。幸せというのは誰かに認めてもらいたい、よかったねと言ってもらいたいというのがあるような気がします。

表7　性善説＆性悪説

●**性善説（孟子）：**
　人は皆、憐（あわれ）みの心、
　すなわち「仁」の心を持っている。

●**性悪説（荀子）：**
　人は生まれつき利を好むものである。だから、人間は教育によって、正しい人の道を行うように鍛えないと他人の利をねたみ、憎む心から争いが絶えない世となる。

皆さんは性善説と性悪説、どちらでしょうか（表7）。私は極めて、性善説を基本にしています。性善説を基本にしていたら、順天堂大学に入学してしまいました。人生って面白いと思うのは、順天堂大学の学是はなんと「仁」で「人在りて、我在り」。相手の気持ちを汲んで、自分のすべきことをする。子どもの教育を考えると、日本人は性善説ですね。子どもを神として考えている。でも外国人は、子どもは問題を起こすから、しつけなければいけない、悪いことをした時は叩かなきゃいけないと思っている。これは文化によって違いがあります。

ダライラマも「人間が究極に目指すべきは『幸せ』である」というようなことを言っています。アリストテレスは、真理を追究する観想的生活が幸福にとってすごく重要な、レベルの高いものだという言い方をしています。でも現実問題を考えると、お腹が空いたからご飯を食べる、遊びたいから遊ぶ、好きだからデートしたい、一緒にいたい、キスをしたい、結婚したい、したいという

欲求が人間行動の全ての動機にある。快感原則がどうも幸せの根底にあるような気がします（表8）。そのことを見事に新宮秀夫さんが「幸福の4階建ての家」ということで表現しています。[4] 1階は人間の本能的な「快」、2階は獲得した「快」を永続させる。3階は苦難や悲しみを経験しそれを克服する、4階は克服できない苦難や悲しみの中に幸福がある（表9）。これを見ていると、上に上がれば上がるほど高級感のようなものがありそうだ。しかし彼はどのステージの幸福が一番優れていて望ましいのかということを言っているわけではないのです。アリストテレスは真理を追究することが最高の幸福だとはっきり言っていますが、新宮さんは言っていません。これを置き換えてみると、難病を含めて克服できないような病気を経験した時、死の瞬間において、変な言い方ですが、助ける者、死にゆく者の間に幸せが生ずるということは、私たちが経験していることですね。新宮さんが言っている、本当の幸せというのは、苦しみを経験した人しか分からないのかもしれない。これはなかなか実験できないのではっきりとは言えませんが、こういうことを考えています。「人間の幸福は快楽や満足感だけでなく、苦しみや悲しみの中にもある」、そういう見方に私は賛同いたします。

我々人間だけに特に発達した「考える」という機能のおかげで、我々は単な

表8 人間の本質は「欲望」にあり！

☆お腹がすいたからご飯を食べる。
★遊びたいから遊ぶ。
★好きだからデートしたい。一緒にいたい。キスしたい。結婚したい。「…したい。」**欲望が人間行動のすべての動機**。そして動機には「**快感原則**」が働いている。しかし、この欲望に身を任せてよいものか？

表9 幸福の4階建ての家（新宮秀夫）

人間は、どのステージであろうと幸福を味わおうとする。

4階：克服できない苦難や悲しみの中に、幸福がある。…病気・死
3階：苦難や悲しみを経験し、それを克服する。…病気
2階：獲得した「快」を永続させる。…健康
1階：人間の本能的な「快」（恋、富、名誉など）を得て、増やす。…健康

る「快」を超えたデリケートな幸福感を持って生きている。考えるということはすごく重要だと私は思います。人間を含む宇宙は決して後戻りせず変化していく。その変化の過程のほんのわずかの時間であっても、自然の条件の許すかぎり、我々は感動を大切にして、その中に幸福を見出していき続けたい。

7つの幸福要因

イギリスのサウサンプトン大学にドン博士を訪ねた時に、ジェニー・ファルキンハム教授にお会いして、私はHappinessにとても関心があると話したら、彼女がリチャード・レイヤードの"Happiness"という本をくれました。その中には、幸福要因が7つ挙げられていて1．家族、2．お金、3．仕事、4．コミュニティと友人、5．健康、6．自由、7．価値、と書かれていました。[5] 皆さんもご自分の幸せと健康について振り返った時に、幸せだなぁという感じを経験したと思いますが、気付いてみれば、リチャード・レイヤードの言っている7つの要素が入っている可能性があります。その中でリチャード・レイヤードは、お金ではない幸福を獲得するための社会づくりが重要だという言い方をしています。Social Capitalの質を上げていくことが幸福要因としてつながる。

私たちは幸福をこのように考えています。「幸福とは、自分自身の存在や、"生きている"実感力をもたらせてくれる感情である。それは、素敵な・大切な人の存在（心の居場所）、物事の価値への気づき（心の豊かさ）、自分のやりたいことや望むことができる場（心の行き場所）がある状態から生まれてくる」（表10）。

私は健康社会学を専門として

表10　幸福・幸せとは…（島内憲夫・鈴木美奈子）

> 自分自身の**存在** "生きている"**実感力**を
> もたらせてくれる**感情**である。
> それは、
> 素敵な・大切な**人の存在**（心の居場所）、
> 物事の価値への**気づき**（心の豊かさ）、
> 自分のやりたいことや
> **望む**ことができる**場**（心の行き場所）
> がある状態から生まれてくる。

いますので、ヘルスプロモーション、社会科学的なヘルスプロモーション論に賛同しています。目を閉じて大切だと思う人、そこに私たちは心を預けていると考えます。物事の価値への気付き、心の豊かさ、自分のやりたいことや望むことができる場、先の図3の坂道の延長線上に「真の自由と幸福」と書いてありますが、まさに自由というのは、自分のやりたいことができているかどうかで、これも幸福と直結していると考えています。心の行き場所がある状態が生まれてくるのではないかと考えています。

幸福論のまとめ

さて、幸福論のまとめに移りたいと思います。小川仁志先生が書かれた『ポジティブ哲学―三大幸福論で幸せになる』[6]という昨年出たばかりの本を書店に行った時に手にしました。アランとラッセルとヒルティらが、三大幸福論の大家だと書いてありました。フランス人の哲学者アランは「楽観的になること」、イギリス人の哲学者ラッセルは「興味を持つこと」、スイス人の哲学者ヒルティは「信念を持つこと」(表11)。これらをつぶさに見ていくと、自分の考えと似ているなと思う時がありました。「楽観的になる、喜びを確認する」。嬉しい時に、皆さん必ず友達、あるいは両親に話をしますよね。でも、私くらいの歳になると我が妻に「今日はこんなことがあったよ」と話そうとすると「この前聞いたから」と言って打ち消されてしまって落ち込む自分がいます。「何度聞いてもいいんだから。認知症だと思えば」とその時に言っているのですが、「そうだね」と言ってくれればルンルンだけれど、日常生活はそんなに甘いものではな

表11　三大幸福論

①アラン：フランス(**楽観的になること**)
　　友達：喜びの確認・伝染する
②ラッセル：イギリス(**興味を持つこと**)
　　幸福は良いものだ…!
　　人を褒めること・仕事・趣味
③ヒルティ：スイス(**信念をもつこと**)
　　仕事・人を愛する・誠実・人の役に立つ

いので、語るほどうまくいかない…（笑）。次の「興味を持つこと」。「いろいろなことに結構興味があるよ」という方いらっしゃいますか。ああ、ほとんどですね。では「結構人を褒めるよ」という方。ああ、いいですね。最後に、「信念が結構あるよ」という人。ちょっと減りましたね。ここの中では結構皆さん考えているということですね。

　今回のテーマをいただいて考えていたのですが、人間は、ギリシャ時代から全く成長していないなと思います。科学の成果で月とかいろいろな所までロケットで到達しているのに、人間の心は全く成長していないので、同じ状態ですね。だから戦争や不幸なことが起きるのではと思います。もっと根源的な人間的な生き方をしなければと私たちは必死に考える必要があるのではと思います。私が昔から語っていることですが、私の幸福になる三つの方法は、①前向きに考えること、②笑うこと、③強い意志を持つこと、です。この中で先ほどの三人の哲学者たちが言ってなかったのは、「笑うこと」ですが、これはすごく重要だと言われています。でも先ほど申し上げました、嬉しいこと、笑うことを一人でやっていてはダメなので、やはり目を閉じて浮かぶ大切だと思う人を大切にしないと、実は幸福を手にすることはできないと考えています。

愛が重要な鍵

　健康と幸福の原点に立ち返るならば、根底には愛が必要だと私は考えています。愛の最大の教師は何かと考えたら、死ではないかと思います。死とは、愛の意味を理解する重要な鍵であり、逆に死の意味を知ろうとするとき、愛が重要な鍵となる。キリスト教的には、3つの愛があると言われています。友情としての愛（ピリア）、性的合一への欲求としての愛（エロス）、万民への愛（アガペー）。真の友を持っている人は人生を諦めない。日本は十数年間、自殺者3万人前後を繰り返しています。私はギリシャ時代の考え方が正しければ、本当の友達を持っている人は、大変少ないのではないかと思います。家族もい

るのに、兄弟姉妹もいるのに、どうして亡くなっていくのかと考える時、真の友を持ち得ていない可能性があるような気がします。私の友達でもあるパッチ・アダムスさんは、初めて会った人を、必ず静かになるまで抱きしめ続けるのです。魚釣りの時によく見られる情景、釣られた魚がピチピチピチとやっているが、最後には力が尽きて、グタッとなる瞬間…、私もパッチさんに抱きしめられた時、もういいやと諦めて力を抜いた瞬間に、自分が赤ん坊になったような気持ちになりました。ぜひパッチ・アダムスさんに、３分間抱きしめられることをお勧めしたいと思います。半端でない力で抱きしめられますが…。

さて、愛というのが重要な鍵だと言ってきました。人は愛を知り強くなれる。かけがえのない「愛する人」に、疑いのない絶対的な価値を置くことが、たった一度しかない自らの人生を手ごたえのあるものにし、自らの命に輝きを持たせる。人は互いに愛し始めた時からお互いを「自らの鏡」とし、「育てる」「育てられる」という関係になる。

最後に皆さんの初恋を聞きたいと思います。幼稚園・保育園のとき初恋があったという方、小学校、中学校、今真っ最中…これにひっかかると大変なことになってきますが…。人間は最終的に結婚に至りますが、「人はなぜ恋愛するのでしょうか？」そして、人は人の死に直面した時なぜ涙が出るのでしょう。泣きなさいと言われないのに涙が出る。私は、「恋愛と涙は世界遺産」だと思っています。人間は異性と出会い、愛し合うことの中に、自分にはない人間の価値を認めようとする。恋愛をすると生きていることに意味が出てくる。人生や生活はそんなに難しいことではないなという感じがします。そのような意味合いから、どう意味付けをできるかによって、私たちの健康と幸せという問題は相当解決できるのではないかと思います。キリスト教的にはアガペーですが、我々アジア人から言うと仏教、慈愛が究極の人間愛ではないかと考えています。ノートルダム清心学園理事長の渡辺和子さんは、「愛というものは、相手と一つの世界を共有したいと願いながら、なおかつ、相手が一人格であって、自分

とは異なる存在であることを認め、したがってその独自の世界を尊重するものでなくてはならないと気付くことである」と言っています。

　アメリカでは社会学者が愛についての研究をするのはタブーでした。でもたった一人、ソローキンという人が愛についての研究を始めました。人々は「愛」の力を必要としている。なぜなら、人々にとって「他の人から愛されたり、他の人々を愛することは、他の何者にも劣らないほど、生命力の一要素である」からである、と。世界も日本もそうでしたが、幸福の研究はタブーであったけれど、愛についてもそうでした。すごく不思議でなりません。人間にとって最も根源的なテーマであるのに、科学のテーマではない、愛は宗教のテーマだと科学者が言ってしまうあたり、私は本当にそうなのかと今でも疑問視しています。

　人間が生きていくための今日のテーマ、健康と幸福という問題についても、根底には人の愛が存在していると思います。私自身は、「愛するとは、愛する人と共に'今'を生きていることの喜びを共感し、未来を生きる力を生み出す主体的な行為であり、愛は、我々に共に'いる・ある'ことの価値とマナーを自覚させてくれる」と考えています。私の一つの結論ですが、健康と幸福は、自分自身の心の中に存在するけれども、関係する他者との間に生まれる「愛（慈しみ）」によって、それは「泉」のように湧き出るものとなる。私の健康と幸福のルネサンスの結論は、まさにそのスタートは心の中にあるけれど、スタートで湧き出たものを引き出すためには、他者を必要としているということです。

おわりに

　人は愛を知って強くなれる。かけがえのない「愛する人」に疑いのない絶対的な価値を置くことが、たった一度しかない自らの人生を手ごたえのあるものにし、自らの生命に輝きを持たせる。人は互いに愛し始めたときから、お互い

表12 愛の奇跡（必要性）

* 人は「愛」を知り強くなれる。
* かけがえのない"愛する人"に疑いのない絶対的な価値を置くことが、たった一度しかない自らの人生を手ごたえのあるものにし、自らの生命に輝きを持たせる。
* 人は互いに愛し始めた時からお互いを"自らの鏡"とし、育てる育てられる関係になる。
* **すべては、家族愛から始まる！**

を自らの鏡とし、育てる・育てられるという関係になる。そして、全ては家族愛から始まる（表12）。

いろいろ話をしてきましたが、健康と幸福のルネサンス、未来社会へのメッセージ、私はもう一度、家族愛について考えていく必要があると考えています。なぜならば、人は家族の中で育てられて社会化されていく。この繰り返しが、それぞれの家族の中で起きています。そういう意味では、今親になろうとしている人、それから私たちの世代の人たちも、もう一度、家族のあり方・愛のあり方についてしっかり考えていく。学校、企業、地域を含めて日本全体でこのことを大きなテーマとして考えていく必要があるのではないかと考えています。ちょうど時間になりましたので、私の話は終わりたいと思います。どうもご清聴ありがとうございました。

質疑応答

西　賢一郎（座長　ジヤトコ株式会社）

島内先生、どうもありがとうございました。家族愛という意味では、動物においても親がいて子がいて、まさにそこに愛があると思います。人間は考える力があるので、様々な問題に直面し、言い争いになってしまい、幸福と感じることが少ない印象を受けたのですが、幸せと健康を考える上では、人間も基本的に同じ生き物なのですね。

島内　憲夫

　私は動物学者ではないのですが、なぜ家族に立ち返る必要があるのかというと、動物の世界を見ていても、子どもは親の姿を見て、親のやっている通りにしようと学習しているのですね。それはDNAであるかもしれないけれど。しかし、今の私たちに大事な点が欠けているのは、親の生き方が子どもに影響しているということをあまり考えていないのではないかという気がしてならないのですね。幸せを感じる心って、スタートは親からもらっているはずなのです。誕生日祝いをすると、プレゼントをして子どもはすごく嬉しくなったりするという、単純な日常生活の中に幸福の問題というものは落ちていて、実はそれに気付いていないことがあるのではないか。そういう意味では、昔ほどとは言わないまでも、もっと親たちが自信を持って子育てに突入していくべきで、こんな教育していいのだろうかと、何かすごく子どもに遠慮しているような感じがしてならないのです。

　大学もそうです。最近は学生評点という、学生が先生を評価するものがあって、5点満点で評価するのです。我が大学の場合だと、4点以下だと厳しいお達しが出るのです。でも、私たちが学生に対する評価（成績以外）はしないのですよ。それを親と子に置き換えれば、子どもが親を評価する表があっても、親が子どもを評価する表がない、評価法がないということと一緒なのですね。どうも、先に生きている人たちが、ビクビクしながら演じているような気がしてならないのですね。

西　賢一郎

　ありがとうございます。これはぜひ聞いてみたいなというご質問がもしあれば、一つ二つくらいお受けしたいと思いますが、いかがでしょうか。

質問者A

　死は愛の最高の教師だということが印象的だったのですが、大事な人を亡くしたことがない若い年代層の人たちに対して、島内先生はその点をどのように

教えられるのでしょうか。

島内　憲夫

　人は、成長の段階において死を学習する、つまり小さいころはペットで、十数年で亡くなってしまうので、疑似的に死を知る。都合がいいことにといったら変なのですが、私は早い時期に祖父母が亡くなっていたのですが、今は百歳まで生きるようになってきて、親しい人たちの死を見ることができない。ということは死についての学習が遅れてきている。心の奥底から死を学習する機会が奪われてしまっているという状況があるような気がいたします。ただし、やはり親族の死というのは、人間にとって一番深い悲しみですので、そのような席に出る機会がないという人には疑似的であっても、愛する動物は先に亡くなるので、そういう経験をしてもらうというのは一つの方法かと思います。

質問者A

　ありがとうございます。私は今、社会人を経て、看護学部生をしています。その中で、医学部と薬学部と看護学部の関係は深いのですが、目の前に人間がいるのだということをみんなどれくらい意識できているのかと疑問を感じることが多くて、今日、大事な人を亡くした経験がないのだろうなというふうに思いました。ありがとうございました。

質問者B

　島内先生にお会いしたくて、今回初めて参加させていただきました。なぜかといえば、夢があるからです。最近自分の中では「愛」がテーマで、私自身、テレビ局の保健師として働いているのですが、学校に行ってうつ病になり2年くらい入院したことがあります。もう元気なのですが、何で治ったか、理由をよく聞かれるので何かなあと考えると、薬ではなく、やっぱり愛だなと。それを言うと最初のうちは笑われていたのですが、だんだんそれに興味を示す方が多くなり、社内でも私が入っていくと最初の頃は笑われていたのが、もう誰も笑わなくなってきたのです。

テレビ局に勤める人たちは、おそらく社会的には、どちらかといえば勝ち組と言われる人たちだし、自らテレビ局で働きたいと思って入ってきた人が多い。ストレスチェック制度が義務付けられましたが、私たちはかれこれ10年くらい実施しており、私もずっと見てきていますが、最近、「仕事に満足していますか」という項目で、「あまり満足していない」という人が多いのです。「再雇用をどう考えるか」というと「好きでもない仕事をやっているのだから定年になったらやめる」という人も多く、仕事に対する満足度が低いのです。「家庭生活に満足しているか」という質問に「満足だ」と答える人も少し減ってきているような気がします。私も健康と幸福というのは直結していると思っていて、見るからに健康な人でも調査すると仕事に不満足、家庭は満足という人が多いのですね。
　私たちはこの調査票を活かして、社員が幸せになるために何ができるのだろうということを考え始めています。私は個人的にランニングをしたり、ランナーズクラブを作ったりしているのですが、会社の中で私たちが何かできるとしたら、確かに自らのヘルスプロモーションだと思うのですが、何か布石を打つとしたら、先生はどんなことをなさるでしょうか。

島内　憲夫

　それぞれの組織の中で誰かがリーダーシップを発揮しない限り動きは生じないのですね。どんな危機的状況の会社であっても、必ず前向きに生きようとしている人がいるわけですから。そういう意味では仲間に声をかけて、数人でいいので始めていくことがすごく重要で、それがまた価値が付けられていくと、自分もそれに参加したいという人が出てきます。私だったら、部課長クラスで、すごく自分のことを理解してくれる人とよく付き合いますね。そして、何か一緒にやりましょうと、会社を動かしている人が動くと、社員も動きます。しかし、良い部長もいれば悪い部長もいますので、見誤ってしまうと大変です。これはロジャーズのイノベーションセオリーにもしっかり書いてあります。何か

組織社会で変化を起こそうと思ったら、まず始めること。それを見ている人は1/3。3000人いたら1000人の人が乗ってくると社会が動き始める。しかし必ずアンチ派が出てくるから、その人たちには触らないように。私はそれを実行しています。どれだけ批判する人がいてもそれは無視して全く気にしない。逆に私を信じてくれる人たちと時間を過ごしながらやっていく。テーマは何でもいいと思います。あなたが考えるテーマでグループを、まさにSocial Capitalを増やしていく。仲間を増やさない限り、さっき言ったように笑うこともできないし、楽しむこともできないと思いますので、ぜひやってみてください。

西　賢一郎

ちょうど時間となりました。島内先生、どうもありがとうございました。

島内　憲夫

最後に一言。「夢はあなたの明日を創る。（Your dream will create your tomorrow!）」と言う言葉を皆さんに送りたいと思います。究極の発言をさせて頂くと、すべての問題は基本的には自分自身の中にあるということです。夢は人がつくるのではなくて、自分自身の力で創っていかなくてはならないということ、もちろん見守ってくれている人がいてのことですが…心に深く刻んで頂きたいと思います。私からのメッセージです。どうもありがとうございました。

〈参考文献〉
1)　永田勝太郎、〈死にざま〉の医学、日本放送出版協会、2006
2)　現代位相研究所（編）、本当にわかる社会学、日本実業出版社、2014
3)　ビクトール・フランクル（著）、霜山徳爾（訳）、夜と霧―ドイツ強制収容所の体験記録―、みすず書房、1985
4)　新宮秀夫、幸福ということ―エネルギー社会工学の視点から、NHKブックス、1998
5)　Richard Layard. Happiness : Lessons from a New Science, Penguin Books, 2005
6)　小川仁志、ポジティブ哲学！―三大幸福論で幸せになる、清流出版、2015

●著者紹介

ドン・ナットビーム（Don Nutbeam, PhD）

シドニー大学教授、WHO & WB コンサルタント
元シドニー大学副学長、元サウサンプトン大学副学長
順天堂大学客員教授
日本ヘルスプロモーション学会顧問

イローナ・キックブッシュ（Irona Kickbuch, PhD）

WHO シニア・アドバイザー
元エール大学教授
順天堂大学客員教授
日本ヘルスプロモーション学会顧問

●編訳者紹介

島内憲夫（しまのうち・のりお）

順天堂大学国際教養学部　副学部長・特任教授・名誉教授
順天堂大学国際教養学部グローバル・ヘルスプロモーション・リサーチセンター所長
日本ヘルスプロモーション学会会長
WHO 日本 Health Promoting Hospital ネットワーク CEO
専門分野：健康社会学・ヘルスプロモーション
キーワード：健康観、健康の社会化、家族健康、健康都市、幸福、愛、夢

●訳者紹介

大久保菜穂子（おおくぼ・なおこ）

順天堂大学スポーツ健康科学部　准教授
順天堂大学国際教養学部グローバル・ヘルスプロモーション・リサーチセンター
ユーカリが丘支局長
日本ヘルスプロモーション学会　理事
専門分野：健康教育・ヘルスプロモーション
キーワード：健康行動、生涯健康、QOL、教育内容選定、ロコモティブシンドローム

鈴木美奈子（すずき・みなこ）

順天堂大学スポーツ健康科学部　助教
順天堂大学国際教養学部グローバル・ヘルスプロモーション・リサーチセンター
コーディネーター
日本ヘルスプロモーション学会　常任理事
専門分野：健康社会学・ヘルスプロモーション
キーワード：健康観、幸福、健康の決定要因、CSR、ソーシャル・キャピタル

21世紀の健康戦略シリーズ7
ヘルスリテラシーとは何か？
～21世紀のグローバル・チャレンジ～
2017年7月20日　初版第一刷発行

著　者　ドン・ナットビーム／イローナ・キックブッシュ
編訳者　島内憲夫
訳　者　大久保菜穂子・鈴木美奈子
発行人　峯　達朗
発行所　垣内出版
　　　　〒158-0098
　　　　東京都世田谷区上用賀6-16-17
　　　　TEL 03-3428-7623　FAX 03-3428-7625
印刷・製本　中央精版印刷
装　丁　中野岳人

Ⓒ Norio Shimanouchi, 2017, Printed in Japan
ISBN978-4-7734-0409-8　C1047